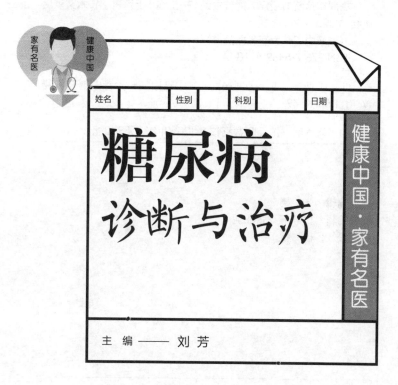

家有名医 健康中国

| 姓名 | 性别 | 科别 | 日期 |

糖尿病
诊断与治疗

健康中国·家有名医

主 编 —— 刘 芳

U0198274

上海科学技术文献出版社
Shanghai Scientific and Technological Literature Press

图书在版编目（CIP）数据

糖尿病诊断与治疗／刘芳主编 . 一上海：上海科学技术文献出
版社，2020
　　（健康中国·家有名医丛书）
　　ISBN 978-7-5439-8118-8

　　Ⅰ.①糖… 　Ⅱ.①刘… 　Ⅲ.①糖尿病—诊疗—普及读物
Ⅳ.① R587.1-49

中国版本图书馆 CIP 数据核字 (2020) 第 053942 号

策划编辑：张　树
责任编辑：付婷婷　张亚妮
封面设计：樱　桃

糖尿病诊断与治疗
TANGNIAOBING ZHENDUAN YU ZHILIAO
主编　刘　芳
出版发行：上海科学技术文献出版社
地　　址：上海市长乐路 746 号
邮政编码：200040
经　　销：全国新华书店
印　　刷：常熟市人民印刷有限公司
开　　本：650×900　1/16
印　　张：12.75
字　　数：132 000
版　　次：2020 年 7 月第 1 版　2020 年 7 月第 1 次印刷
书　　号：ISBN 978-7-5439-8118-8
定　　价：30.00 元
http://www.sstlp.com

"健康中国·家有名医"丛书总主编简介

王韬

同济大学附属东方医院主任医师、教授、博士生导师，兼任上海交通大学媒体与传播学院健康与医学传播研究中心主任。创立了"达医晓护"医学传播智库和"智慧医典"健康教育大数据平台；提出了"医学传播学"的学科构想并成立"中国医学传播学教学联盟"。任中国科普作家协会医学科普创作专委会主任委员、应急安全与减灾科普专委会常务副主任委员、中华预防医学会灾难预防医学分会秘书长。全国创新争先奖、国家科技进步奖二等奖、上海市科技进步奖一等奖、中国科协"十大科学传播人物"获得者。"新冠"疫情期间担任赴武汉国家紧急医学救援队（上海）副领队。

李校堃

微生物与生物技术药学专家，中国工程院院士，教授、博士生导师，温州医科大学党委副书记、校长、药学学科带头人，基因工程药物国家工程研究中心首席专家。于 1992 年毕业于白求恩医科大学，1996年获中山医科大学医学博士学位。2005 年入选教育部新世纪优秀人才，2008 年受聘为教育部"长江学者奖励计划"特聘教授，2014 年入选"万人计划"第一批教学名师。长期致力于以成纤维细胞生长因子为代表的基因工程蛋白药物的基础研究、工程技术和新药研发、临床应用及转化医学研究，在国际上首次将成纤维细胞生长因子开发为临床药物。先后获得国家技术发明奖二等奖、国家科技进步奖二等奖等，发表论文 200 余篇。

"健康中国·家有名医" 丛书编委会

丛书总主编:

王　韬　　中国科普作家协会医学科普创作专委会主任委员
　　　　　 主任医师、教授
李校堃　　温州医科大学校长、中国工程院院士

丛书副总主编:

方秉华　　上海申康医院发展中心党委副书记、主任医师、教授
唐　芹　　中华医学会科学技术普及部、研究员

丛书编委:

马　骏　　上海市同仁医院院长、主任医师
卢　炜　　浙江传媒学院电视艺术学院常务副院长、副书记
冯　辉　　上海中医药大学附属光华医院副院长、主任医师
孙　烽　　中国科普作家协会医学科普创作专委会秘书长、副教授
李本乾　　上海交通大学媒体与传播学院院长、教育部"长江学者"
　　　　　 特聘教授
李江英　　上海市红十字会副会长
李　红　　福建省立医院党委副书记、主任护师、二级教授
李春波　　上海交通大学医学院附属精神卫生中心副院长
　　　　　 上海交通大学心理与行为科学研究院副院长、主任医师
李映兰　　中南大学湘雅护理学院副院长、主任护师
杨海健　　黄浦区卫健委副主任、副主任医师
吴晓东　　上海市卫生人才交流服务中心主任
汪　妍　　上海电力医院副院长、主任医师

本书编委会

总　序

　　健康是人生最宝贵的财富，然而疾病却是绕不开的话题。2020 年中国人民共同经历了一场战"疫"，本应美如画卷的春天，被一场突如其来的疫情打破。这让更多人认识到健康的重要性，也激发了全社会健康意识的觉醒。

　　现代社会快节奏和高强度的生活方式，使我们常常处于亚健康状态。美食诱惑、运动不足、嗜好烟酒，往往导致肥胖，诱发高血压、高血脂、高血糖、高尿酸乃至冠心病、脑卒中，甚至损伤肺功能，造成肾功能衰退，而久病卧床又会造成肺炎、压疮、下肢血管栓塞等衍生疾病……凡此种种，严重影响人们的健康生活。

　　"经济要发展，健康要上去"是每个老百姓的追求，健康是人们最具普遍意义的美好生活需要。鉴于此，上海科学技术文献出版社策划出版了"健康中国·家有名医"丛书。丛书作者多为上海各三甲医院临床一线专科医生，遴选临床常见病、多发病，为广大读者提供一套随时可以查阅的医学科普读物。

　　如今，在国内抗"疫"获得阶段性胜利的情况下，全国各地逐渐复工复产，医务人员和出版人也在用自己的实际行动响应政府号召。上海科学技术文献出版社精心打造的这套丛书，为全社会健康保驾护航，让大众在疫情后期更加关注基础疾病的治疗，提高机体免疫力，在这场战"疫"取得全面胜利的道路上多占

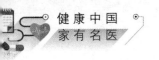

得一些先机，也希望人们可以早日恢复健康生活。

　　本丛书秉承上海科学技术文献出版社曾经出版的"挂号费"丛书理念，作为医学科普读物，为广大读者详细介绍了各类常见疾病发病情况、疾病的预防、治疗，生活中的饮食、调养，疾病之间的关系、治疗的误区，患者的日常注意事项等。其内容新颖、系统、实用，适合患者、患者家属及广大群众阅读，对医生临床实践也具有一定的参考价值。本丛书版式活泼大气、文字舒展，采用一问一答的形式，逻辑严密、条理清晰，方便阅读，也便于读者理解；行文深入浅出，对晦涩难懂的术语采用通俗表达，降低阅读门槛，方便读者获取有效信息，是可以反复阅读、随时查询的家庭读物，宛若一位指掌可取的"家庭医生"。

　　本丛书的创作团队，既是抗"疫"的战士，也是健康生活的大使。作为国家紧急医学救援队的一员，从武汉方舱医院返回上海的第一时间能够看到丛书及时出版，我甚是欣慰。衷心盼望丛书可以让大众更了解疾病、更重视健康、更懂得未病先防，为健康中国事业添砖加瓦。

王　韬

中国科普作家协会医学科普创作专委会主任委员

赴武汉国家紧急医学救援队（上海）副领队

2020 年 4 月 3 日于上海

序

　　本书作者刘芳主任医师从事内分泌临床工作近 20 年,在糖尿病防治方面积累了丰富的经验。她和同事们在繁忙的工作之余编写此书,很是难得,深表庆贺。此书较全面地阐述了糖尿病的近代概念及各种防治措施,对临床医生具有参考价值,尤其对广大糖尿病患者及其亲属做好糖尿病管理会有很大的帮助。

　　随着人们寿命的延长、饮食结构的改变和体力活动减少,糖尿病在世界范围内广泛流行,我国糖尿病的发病率也快速上升,已成为严重威胁人类健康的一大疾病。其慢性并发症是患者致死、致残的主要原因,不仅使糖尿病患者的生活质量下降,而且明显加重了社会医疗负担。因此,糖尿病宣教和防治工作已成为医学界的重要课题。衷心希望本书能在糖尿病普及和防治等方面起到积极的推动作用。

中华医学会糖尿病学会主任委员

上海交通大学附属第六人民医院院长

贾伟平

前　　言

　　随着国民经济的飞速发展和人们生活方式、饮食结构的改变,我国糖尿病的发病率越来越高。在上海市,约 10 人中就有 1 人罹患糖尿病。由于糖尿病病种的特殊性,很好地控制病情和有效预防并发症并非医生开点药就能轻易获得良效,而是需要医护人员、患者本人和家属的共同努力,采取饮食、运动、药物、监测和教育五方面的综合措施,才能使病情长期趋于稳定,减少或延缓并发症的发生,延长患者的生命旅程。但广大糖尿病患者对糖尿病的知识往往是一窍不通或一知半解,甚至存在许多认识上的"误区",以致不能遵循医嘱,积极配合治疗而直接影响疗效。世界卫生组织和联合国已经把糖尿病宣传教育置于非常重要的位置,将每年的 11 月 14 日定为"世界糖尿病日",后又扩大为"联合国糖尿病日",根据糖尿病教育不足的现状,2011 年至今糖尿病日的主题一直围绕"教育与预防"。其实,糖尿病知识普及仍是一个有待规范的问题,世界卫生组织曾把"无知的代价"作为主题,来反映、提醒糖尿病患者由于对该病知识的缺乏而导致大量眼病、肾病、足病和心脑血管病变等严重并发症的出现。

　　因此,对糖尿病患者的教育刻不容缓、势在必行。本书就是基于目前广大糖尿病患者必须掌握的一些基本概念和知识编写

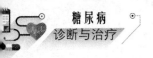

而成的,并力求做到简单实用、通俗易懂,以达到普及糖尿病知识、完善糖尿病教育、帮助患者树立正确观念、提高广大糖尿病患者生存质量的目的。由于编者能力有限,书中难免有疏漏或不当之处,敬请各位读者批评指正。

本书的顺利完成得益于为本书出版提供指导和审校的贾伟平院长和包玉倩主任,以及在多次整理中做了大量工作的章晓燕博士,在此致以深深的谢意!

感谢各位编者在繁忙的工作中抽出时间、不计报酬地辛勤写作和校对,感谢他们为广大病友们做出的努力。

刘　芳

目　录

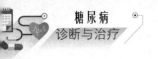

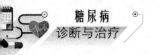

糖尿病基本概念

什么是糖尿病

　　糖尿病,在我国传统医学中称为"消渴病",又有人将其称为"甜蜜尿",它是一种由多种原因引起的以高血糖为特点的代谢性疾病。高血糖的根本原因是由于胰岛素分泌不足或胰岛素抵抗,或两者同时存在而不能有效维持正常血糖。久病可引起体内多个器官损害,包括眼、肾、神经、心脏、血管等的慢性并发症。病情严重或受炎症、外伤、手术等刺激时可发生急性代谢紊乱,如酮症酸中毒、高渗性昏迷等。目前认为,糖尿病是一种复杂的非传染性慢性疾病,它的治疗和控制不是通过住几次院和看几次门诊就能解决的,而是一项长期的、艰巨的任务。多数糖尿病患者对糖尿病的知识掌握很少,使糖尿病的控制长期处于很不理想的状态,导致多种严重的慢性并发症出现,国际糖尿病联盟将其称之为"无知的代价"。因此,正确认识糖尿病的发生机制、采取有效的控制和监测手段,确定治疗目标、普及健康教育和预防措施都是非常重要的。

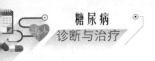
胰腺和胰岛是一回事吗

胰腺包括两部分：一部分是有导管的外分泌腺，即分泌消化液以帮助消化的胰腺，分泌的消化液通过胰腺各级导管流入肠道中，参与对食物的消化；另一部分是无导管的内分泌腺，即胰岛。光学显微镜下可看到胰岛中绝大部分是胰泡，而胰泡的中间混有少数大小不等的细胞团，内部既没有腔，也没有管道，宛如海洋中的岛屿，所以被叫作胰岛。在胰腺的各个部分都有胰岛，但以胰腺尾部最多，胰头、胰体部较少。各个胰岛大小不等，团内的细胞数也不同，胰岛细胞之间有着丰富的微小血管，由此胰岛素被胰岛的 B 细胞分泌出来后，直接排入小血管。胰岛的各个细胞团中主要有 4 种不同作用的细胞：外层 A 细胞分泌胰高血糖素；中央的 B 细胞又叫 β 细胞，分泌胰岛素；C 细胞很少，在人类几乎没有，分泌胃泌素；D 细胞量也不多，可分泌生长抑素、胃泌素等。

胰岛素怎样调节血糖水平？主要作用于哪些器官

胰岛素的主要作用是降低血糖。那么胰岛素是怎么降血糖的呢？

（1）促进血中的葡萄糖进入细胞内。

(2) 促进葡萄糖转化利用。

(3) 促进葡萄糖氧化消耗。

(4) 促进糖原储存。

(5) 抑制糖异生。

胰岛素作为一种调节糖类(碳水化合物)、脂肪和蛋白质代谢的激素,主要作用于那些储存人体三大营养物质的器官,这些器官又被称为胰岛素作用的"靶"器官,主要包括三大脏器组织:肝脏、脂肪组织、骨骼肌。

可升高血糖的激素有哪些

人体内降低血糖的激素只有胰岛素一种,但它的"死对头"——能升高血糖的激素可不少。因此在降糖作用上,胰岛素简直是"孤军奋战",胰岛素的这些对头,又被称为胰岛素拮抗激素,列举如下:①胰岛 A 细胞分泌的胰高血糖素;②儿茶酚胺,包括肾上腺素和去甲肾上腺素,由交感神经节、肾上腺等分泌;③糖皮质激素;④垂体分泌的生长激素;⑤甲状腺分泌的甲状腺素。

人是怎么得糖尿病的

关于糖尿病的病因到目前为止也没完全搞清楚,但大量的

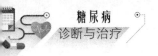

研究表明,糖尿病的发生是多因素的,主要由于遗传因素和环境因素相互作用而引起。遗传因素使某些人容易得糖尿病,但没有环境因素的影响,也不一定发病。环境因素主要包括感染、饮食过多和运动减少等生活方式的影响,使胰岛 B 细胞数量或质量受影响,分泌胰岛素的绝对量减少;或是分泌接近正常的胰岛素水平,但由于体内存在胰岛素抵抗,而不能使胰岛素有效地发挥降血糖作用,导致血糖增高,这种情况称为胰岛素的相对不足。

1 型糖尿病是怎样发生的

1 型糖尿病的病因和发病机制较为复杂,至今仍未完全明了。目前认为主要与遗传因素、环境因素和免疫紊乱等有关。

(1) 基因缺陷:是指从父母那儿继承来的"遗传易感性",由于基因背景不同,有些人与生俱来就容易得糖尿病。目前研究发现,人类白细胞抗原(HLA)基因的一些易感位点如 HLA-DRB1＊0405-DQB1＊0401、DQA1＊0303-DQB1＊0401DQ1、人胰岛素基因、细胞毒性 T 细胞抗原-4 基因、蛋白酪氨酸磷酸酶非受体形 22 基因等一些位点的突变为 1 型糖尿病易患基因,携带这些基因的孩子,胰岛 B 细胞易受外界因素影响,产生免疫性损害,年纪轻轻就容易患上糖尿病。

(2) 环境危险因素:主要是病毒感染和化学物质。

(3) 自身免疫:目前已确定,很大一部分 1 型糖尿病是由于

T 细胞参与的细胞免疫加上 B 细胞表达的自身抗原相互作用，产生了自身抗体，攻击 B 细胞上的自身抗原，然后通过抗原—抗体反应而大量破坏 B 细胞所致。这可以通过测定血中的胰岛细胞自身抗体如谷氨酸脱羧酶抗体(GAD-Ab)、酪氨酸磷酸酶抗体(IA2-Ab)、胰岛细胞自身抗体(ICA)等来证实。

总之，人类染色体上的基因缺陷决定了 1 型糖尿病的遗传易感性，易感的人对环境因素特别是病毒感染或化学毒性物质刺激的反应特别敏感，直接或间接通过自身免疫反应引起胰岛 B 细胞破坏，以致胰岛素分泌不足，形成了 1 型糖尿病。

2 型糖尿病是怎样发生的

2 型糖尿病的发病与 1 型糖尿病有所不同，它是在遗传因素的基础上通过环境因素的作用，导致胰岛素抵抗、胰岛素分泌不足而发生的。

(1) 遗传因素：这里所说的"遗传"其实有两层含义，一是指"家族遗传"，即父母或有血缘关系的长辈将糖尿病的易感基因遗传给子女后代；第二指"种族遗传"，即我们亚裔黄种人整个的基因背景可能携带有更多的糖尿病易感基因，因此在同样的生活环境下，可能比白种人更易患糖尿病。

(2) 环境因素：这里所说的环境因素主要指生活方式。过量饮食及体力活动减少是目前最突出的生活方式改变，从而导致肥胖患病率明显增加，进而导致糖尿病、高血压病、血脂异常等

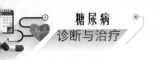

代谢性疾病的平行增加。有一个比喻形象地概括了糖尿病的发生——"遗传因素使子弹上膛,环境因素扣动扳机"。对于我们来说,基因的问题无从改变,能做到的只有克服不良的生活习惯,"管住嘴、迈开腿、放宽心、控体重"始终是预防及治疗糖尿病的基石。

我国糖尿病的流行现状如何

随着现代社会工业化的发展,我国人民的饮食结构、生活环境和医疗卫生条件的改变,加上抗生素的广泛使用和免疫接种的实施,已经从根本上改变了疾病种类,传染病发生率和病死率显著下降,而非传染性疾病的发生率明显上升,其中流行最广、发病率增长最快的就是糖尿病。目前,我国的糖尿病患病人数越来越多。1980 年,我国 14 个省、市的 30 万人口普查发现,糖尿病的患病率是 0.6%;1995 年,我国 19 个省、市 22 万人口普查发现,糖尿病患病率增加到2.5%。到 2007 年,由中华医学会糖尿病学分会组织的全国糖尿病流行病学调查表明,在中国 20 岁以上人群中糖尿病和糖尿病前期的患病率已分别达到 9.7% 和 15.5%,糖尿病患者数估计为 9 240 万人,糖尿病前期患者 1.5 亿人,中国已经取代印度,成为糖尿病第一大国。2010 年由中华医学会内分泌分会与中国疾病预防控制中心慢病中心的调查显示,如果在使用空腹和餐后 2 小时血糖诊断糖尿病的基础之上,联合使用糖化血红蛋白≥6.5% 作为糖尿病诊断标准之一,我国成人的糖尿病患病率达到 11.6％。随着糖尿病患病人数的显著增加,伴随糖尿病而发生的各种糖尿病并发症也相应增多。据统计,糖尿病患者合并冠心病比没有得糖尿病的人高 3 倍,脑卒中高4～10 倍,高血压高 1 倍,尿毒症高 17 倍,因视网膜病变而致失明的高 25 倍,因下肢血管病变感染坏疽而截肢的高 20 倍,这些并发症是糖尿病患者死亡或致残的主要原因。面对这一严峻的形势,积极开展糖尿病的宣传和防治,减少糖尿病发病率,已成为我国卫生保健工作中一项刻不容缓的任务。

为什么现在患糖尿病的人越来越多

2 型糖尿病无论是患病率还是发病率都大大高于 1 型糖尿病,约占糖尿病总人数的 85％。不同时代同一地区的糖尿病大规模普查结果表明,2 型糖尿病的发生随社会物质文化发展及生活方式的改变而迅速增长。生活方式改变主要指饮食中总热量摄取过多,三类营养物质的比例不平衡,尤其是脂肪类的饱和脂肪酸(即动物油脂)进食过多,蛋白质(肉类)摄取过多,而淀粉类(尤其是含纤维的谷物)占饮食结构比例过少,加上现代交通工具的发展,从自行车、摩托车到汽车,人们出行往往以车代步,而且以看电视、玩手机取代饭后散步等体力活动,这种多吃、少动的生活方式使患糖尿病的危险性大幅度增加。因为多吃少动最明显的结果就是肥胖、身体活力差、脂肪肝等,此后引起胰岛素的靶器官——脂肪组织、肌肉组织和肝脏的细胞"懒惰",细胞上

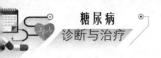

的胰岛素受体减少,受体与胰岛素结合的能力也降低,使之不能结合足量的胰岛素而发挥其应有的降血糖作用。为了代偿,胰岛 B 细胞需分泌更多的胰岛素以保持血糖稳定,而胰岛素分泌增多,则胰岛素抵抗加重,B 细胞的负担也越来越重,如此恶性循环,最终升高的血糖不能得到控制而发生高血糖,同时 B 细胞功能逐渐下降。总之,人类进化中的基因变化加上生活方式的改变,体内出现胰岛素抵抗和胰岛 B 细胞功能减退,最终导致糖尿病的发生。作为处在这样大社会环境中的一分子,每个人患糖尿病的概率都有所增加,所以糖尿病患者越来越多。

哪些感觉可提示早期糖尿病

一般我们都知道,糖尿病的典型症状是"三多一少",即多饮、多食、多尿、体重减轻。但真正典型症状的患者为数并不多,有不少的患者甚至没任何"异常感觉"。除 1 型糖尿病起病较急外,2 型糖尿病一般起病缓慢,难以估计具体发病时日。由于本病病程漫长,至症状出现或临床确诊时或已历时数年乃至十几年,不注意的话就会耽误糖尿病的早期诊断和治疗。门诊中经常遇到这样的患者,因体检化验小便,发现尿糖阳性后再查血糖,然后才想到进一步检查确诊。或是在住院手术或诊治其他疾病时,例行检查血糖才发现血糖增高而被诊断为糖尿病,这时再反过来检查糖化血红蛋白,结果证明早已患上该病。有的患者,更是待出现看东西模糊、手足麻木或尿蛋白阳性等糖尿病的并发症时,才想到查血糖来明确诊断。因此,35 岁以上的人,特别是有糖尿病家族史的,应该至少每年检查一次血糖,以利早期获得诊断。

其实,糖尿病早期还是有一些"蛛丝马迹"可循的,若有以下感觉,应该警惕是否患有糖尿病。

(1) 不明原因的口干、唾液少,容易口渴,老想喝水。

(2) 不明原因的消瘦,体重迅速减轻。

(3) 老是疲乏虚弱,浑身没劲,工作时不能集中精力。

(4) 体态肥胖,肚子大,同时患有高血脂、高血压、冠心病等。

(5) 皮肤上易长"疖子"或其他化脓性炎症,或易发尿路感染。

(6) 经常皮肤瘙痒或外阴瘙痒,外涂一般皮肤科药物无效。

(7) 不明原因的视力减退或看东西模糊不清。

(8) 手指、足趾麻木或刺痛,或经常感到头晕眼花。

(9) 年轻时有过多次小产、死胎、巨大婴儿、羊水过多等生育史的女性。

(10) 恶心、呕吐或腹痛而找不到胃肠道原因。

(11) 四肢酸痛或腰痛。

(12) 月经失调、性欲减退或阳痿。

(13) 习惯性便秘等。

糖尿病中期有什么表现

此期患者常有轻重不等的症状,且伴有某些并发症。有时

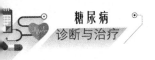

糖尿病本身症状很轻缓,但伴发症症状突出,或以并发症为主要症状出现反而掩盖了糖尿病本身的症状,故其临床症状多种多样,但基本上属于以下几种。

(1) 糖尿病本身症状:口渴多饮、多尿、胃口好而消瘦、疲乏无力等,有时伴面色萎黄、毛发少光泽,中年以上 2 型糖尿病患者体态多呈肥胖或有"啤酒肚"。

(2) 并发症症状:合并肾病时有腰酸、尿中多泡沫、下肢水肿等;合并眼病时有视力下降、视物模糊等;合并神经病变有足或手麻木、刺痛、蚁行感等;合并大血管病变时有下肢伤口愈合后遗留皮肤色素沉着、皮肤破溃不易愈合或变成"老烂脚";合并心脏小血管病变有心慌、胸闷等症状;合并脑部小血管病变有头晕、记忆力下降、面部或肢体麻木等症状。

(3) 并存疾病表现:如合并冠心病,有心绞痛、心悸等表现;合并高血压,有头晕、头痛、耳鸣等表现;合并高血脂、血黏度高,有头晕、肢体麻木等症状;合并脑血管意外,常发生脑梗死,有头晕、半身乏力、口歪舌偏等症状。

糖尿病晚期有什么表现

此期以糖尿病严重并发症为主要表现,但也因血糖难以控制而有糖尿病本身的表现或容易并发酮症而出现恶心、呕吐等消化道症状。糖尿病的慢性并发症到了晚期症状非常严重,往往要靠很多药物维持或经常住院治疗,以下是一些典型表现。

（1）糖尿病肾病：长期糖尿病，血糖控制不佳损害肾脏可导致肾功能减退，甚或出现尿毒症，会有脚肿、乏力、没胃口、吃什么都不香、皮肤瘙痒、少尿或多尿、血压高需用三四种药物控制。有时合并大量蛋白尿造成低蛋白血症、肾病综合征时，会有全身水肿、贫血、便秘等表现。

（2）糖尿病眼底病变：通常表现为白内障或视网膜病变，视网膜血管易出血，出血后通过牵拉作用可引起视网膜剥离而造成视力急剧下降甚至失明。

（3）糖尿病神经病变：外周神经病变主要感觉有四肢麻木，双足底刺痛或是剧烈疼痛，甚至彻夜难眠。自主神经病变可造成心慌、胸闷、气急或便秘、胃口锐减、尿失禁或尿潴留、皮肤局部出汗等严重病症。

（4）糖尿病大血管病变：双腿皮肤干燥、出汗少、营养差、色素沉着，或是容易破溃而难以愈合，形成溃疡、发黑或出现"老烂脚"，有些人不得不截肢。在心脏，则有一种感觉不到疼痛（心绞痛）的心肌梗死，易造成猝死。在脑血管，经常出现"小中风"，有时因合并高血压造成"大中风"——脑卒中而引起肢体瘫痪，长期卧床，生活质量差。

（5）易于感染，且感染难以控制：因糖尿病患者抵抗力差，天气一变就容易感冒，甚至发生肺炎，且炎症控制较一般人慢。患者也易发生尿路感染，出现尿急、排尿次数增多、淋漓不尽等症状。

总之，糖尿病晚期时，患者的表现各异，不胜枚举，生活质量也大大降低，生命经常受到威胁。所幸这种患者尚属少数，由于

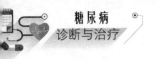

糖尿病患者对血糖控制认识深入和医生对患者教育及血糖监测的加强,使多数患者血糖基本控制在良好水平,从而减少、减轻了糖尿病并发症发生,提高了患者的生命质量。

尿糖阳性就是糖尿病吗

尿糖阳性是诊断糖尿病的重要线索,但某些非葡萄糖的碳水化合物,如果糖、半乳糖也可导致尿糖阳性反应。此外,大量维生素 C、水杨酸盐、青霉素亦可引起尿糖假阳性反应,因此,尿糖阳性不一定就是糖尿病。相反,一些老年患者和一些伴有肾病的患者,他们的血糖虽然很高,但尿糖却呈阴性,所以尿糖阴性也不能完全排除糖尿病的可能。糖尿病的诊断还是通过检测血糖来进行评估更准确些。

目前糖尿病的诊断标准是什么

1997 年以来,糖尿病的诊断标准较以前有所变化,1999 年 WHO 制定了新的标准,包括以下几点。

有典型糖尿病症状+随机血糖≥11.1 mmol/L(200 mg/dl);或空腹血糖(FPG)≥7.0 mmol/L(126 mg/dl)+口服糖耐量试验(OGTT)中 2 h 血糖(2hPG)≥11.1 mmol/L(200 mg/dl)。典型症状是指多尿、口渴而多饮水、饥饿而多进食、疲乏无力,体重减轻。无糖尿病症状者需改日再次测定血糖予以证实。随机血糖是指一天中任意时间的血糖。以上的血糖为静脉血糖值，在急性感染、外伤及其他应激情况时，严重高血糖可能是短暂的，不能作为诊断糖尿病的依据，应让患者定期复查，直至诊断明确为止。

口服葡萄糖耐量试验怎么做才准确

口服葡萄糖耐量试验（OGTT）是确诊糖尿病的重要试验，方法是抽取服糖前后不同时间点的血样标本测定血浆糖。检查前3天应开放饮食（每天至少吃250 g饭）和正常活动，检查前一天晚上20时以后不能吃东西，禁食8～10小时（可以少量饮水）。当日清晨先抽一次空腹血，然后将75 g无水葡萄糖粉（如用1分子水葡萄糖则为82.5 g）溶于250～300 ml水中让患者喝下，并且要求在5分钟内喝完（儿童服葡萄糖量可按每千克体重1.75 g计算，总量不超过75 g），再分别于服糖后30分钟、60分钟、120分钟和180分钟抽血测定血糖水平。试验期间不允许吸烟。若空腹血糖≥15.0 mmol/L或1型糖尿病有酮症酸中毒倾向的患者应该以100 g（2两）面粉馒头代替葡萄糖。

通过OGTT可以明确诊断有无糖代谢异常。如果空腹血糖≥7.0 mmol/L或餐后2小时血糖≥11.1 mmol/L，同时患者有明显的糖尿病症状，那么就可以明确诊断糖尿病；如果空腹血糖在6.1～7.0 mmol/L，而餐后2小时血糖<7.8 mmol/L，为空腹葡

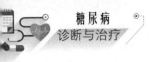

萄糖受损(IFG);如果空腹血糖<6.1 mmol/L,而餐后 2 小时血糖在 7.8～11.1 mmol/L 为糖耐量异常(IGT)。IFG 和 IGT 虽然还没有达到糖尿病的诊断标准,但是已经属于有一定程度糖代谢异常,需进行长期随访,密切观察血糖的变化。

糖尿病分哪几种类型

对糖尿病的分类,目前国际上都采用世界卫生组织(WHO)糖尿病专家委员会提出的诊断标准(1999)。这种分类方法将糖尿病分为四大类型,即 1 型糖尿病(B 细胞破坏,常引起胰岛素绝对不足);2 型糖尿病(不同程度胰岛素抵抗伴相对胰岛素不足,到显著的胰岛素不足伴胰岛素抵抗);其他特殊类型糖尿病如某些遗传因素可引起胰岛素作用异常而导致糖尿病发生,胰腺炎、胰腺肿瘤或手术、一些内分泌疾病、药物或化学物质也可引起高血糖,此为继发性糖尿病;妊娠期糖尿病,在确定妊娠后,若发现有不同程度的葡萄糖耐量减低或明显的糖尿病,无论是仅用饮食治疗或需用胰岛素治疗,也不论分娩后这一情况是否持续,均可认为是妊娠期糖尿病。

如何区分 1 型和 2 型糖尿病

单用血糖水平不能区分 1 型还是 2 型糖尿病。

1型糖尿病多见于青少年。临床上，多数患者起病急，"三多一少"症状较明显，体形消瘦，具有容易发生酮症和酮症酸中毒的倾向，需要胰岛素治疗。但是也有一些成年发病的糖尿病患者，初期虽然不需要用胰岛素治疗，仍可能为1型糖尿病，诊断主要通过化验来确定，如测定血胰岛素、C肽等。胰岛素释放试验显示基础胰岛素水平低于正常，葡萄糖刺激后胰岛素分泌曲线仍很低。另一个很重要的鉴别指标是血自身免疫抗体，大部分患者自身免疫性抗体阳性，包括胰岛细胞抗体(ICA)、谷氨酸脱羧酶抗体(GADA)、酪氨酸磷酸酶抗体(IA-2A)等。

2型糖尿病可以发生于任何年龄，但40岁以上多见，多数有2型糖尿病家族史。多数患者起病隐匿，临床症状较轻或没有任何症状，体形肥胖，无明显诱因则无酮症酸中毒倾向。胰岛素水平在基础和葡萄糖刺激后反应可正常、略低于正常或高于正常，但分泌高峰延迟。自身免疫性抗体阳性率小于5%。早期饮食控制、口服药物有效，但是随着B细胞功能的衰竭，到疾病的晚期部分患者仍然需要用胰岛素治疗。

胰岛素抵抗和B细胞功能减退在 2型糖尿病发病中的作用如何

2型糖尿病发病与胰岛素抵抗和B细胞功能缺陷都有关系，至于孰先孰后，以及各自在糖尿病发病中的地位一直存在争论。临床流行病学研究显示，对有胰岛素抵抗的非糖尿病高危人群

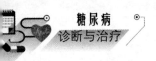

(如肥胖、高血压病、血脂异常等)和胰岛素敏感的正常人群长期随访,显示胰岛素抵抗的人群糖尿病发病率明显高于正常人群。而早期干预(如饮食控制、运动和用二甲双胍等)伴有胰岛素抵抗的糖尿病前期人群,糖尿病的发病率明显降低,由此可见,胰岛素抵抗在糖尿病的启动过程中起了重要的作用。

但是也有一些研究显示,2 型糖尿病的第一代非糖尿病后裔中,49%已出现 B 细胞功能减退,而胰岛素抵抗的仅占 13%。B 细胞功能缺陷可能与遗传因素更密切,而胰岛素抵抗与环境因素关系更密切。在由非糖尿病—糖尿病前期—糖尿病的演变过程中 B 细胞功能缺陷与胰岛素抵抗交互作用,遗传因素与环境因素互相影响。目前,一般认为,在胰岛素抵抗的基础上,由于遗传以及环境因素的作用出现胰岛素分泌缺陷是导致 2 型糖尿病发病的主要原因。

如何判断患者存在胰岛素抵抗

在判断胰岛素抵抗时要以相应正常人群的胰岛素敏感指数或胰岛素抵抗指数作为参照,目前诊断胰岛素抵抗有如下方法。

(1) 简易参数,即通过简单的公式计算获得,又分为以下两类。

① 与空腹血糖、胰岛素相关的指数,包括空腹(基础)胰岛素(FINS)、稳态模式评估法中的 HOMA-IR 指数、空腹胰岛素敏感性指数(FIRI)、李光伟胰岛素敏感性指数(IFPI)、空腹血糖与胰岛素的比值(FPI)。

② 与 OGTT 相关的指数,包括总体胰岛素敏感性指数、ISI(composite)(ISICO)、ISI(cederholm)(ISICE)、胰岛素曲线下面积(AUCI)、胰岛素净增值总和(ΣIND)、胰岛素曲线下净增面积(AUCID)。

(2) 精确指数,高胰岛素-正常血糖葡萄糖钳夹试验的胰岛素敏感性指数,是判断是胰岛素敏感性或胰岛素抵抗的金标准。其方法是:受试对象空腹 12 小时,在清醒安静状态下进行试验。分别在两侧上肢静脉留置穿刺针,以 0.9%氯化钠溶液维持静脉通道,以备抽血及输注入常规胰岛素和 20%葡萄糖溶液。在试验开始前留取基础血样后,一侧上肢置于温度 50 摄氏度、湿度 70%的恒温箱中以获得动脉化的静脉血样,另一侧静脉开始输注胰岛素和 20%葡萄糖溶液。钳夹开始至第 10 分钟,快速输注入常规胰岛素使血浆胰岛素水平迅速升高至 100 mU/L 左右。钳夹第 11 至 150 分钟,以每分钟每千克体重 1 mU 速率持续输注胰岛素,使血浆胰岛素水平维持在 100 mU/L 左右。从钳夹开始至第 150 分钟,每 5 分钟取血测定血糖,并根据血糖值调节葡萄糖输注率,保持血糖在基础水平(5 mmol/L 左右)。钳夹期间每 10 分钟取血待测胰岛素。以葡萄糖代谢清除率评价胰岛素敏感性。此项检查方法复杂,目前多在科研中应用。

胰岛素抵抗综合征有哪些异常

胰岛素抵抗综合征,又称代谢综合征。目前有多个诊断标

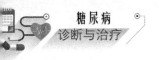

准。首先是中华医学会糖尿病学分会建议的诊断标准。

(1) 超重和(或)肥胖:BMI≥25。

(2) 高血糖:空腹血糖(FPG)≥6.1 mmol/L(110 mg/dl)和(或)2 小时 PG≥7.8 mmol/L(140 mg/dl)和(或)已确诊糖尿病并治疗者。

(3) 高血压:收缩压/舒张压≥140/90 mmHg 和(或)已确诊高血压并治疗者。

(4) 血脂紊乱:空腹甘油三酯≥1.7 mmol/L(150 mg/dl)和(或)空腹血 HDL-C<0.9 mmol/L(35 mg/dl)(男),<1.0 mmol/L(39 mg/dl)(女)。

具备以上 4 项组成成分中的 3 项或全部者可确诊为代谢综合征。

另外还有美国心脏协会制定的标准,包括如下方面。

(1) 腹部肥胖:男性腰围>102 cm,女性>88 cm。

(2) 甘油三酯≥1.7 mmol/L。

(3) 高密度脂蛋白-胆固醇(HDL-C)<1.03 mmol/L(男性)和<1.29 mmol/L(女性)。

(4) 高血压≥130/85 mmHg 或使用降压药物。

(5) 空腹血糖≥5.6 mmol/L 或使用降糖药物。

最早的是 1998 年 WHO 提出的诊断标准,包括以下几方面。

(1) 高血压:收缩压(SBP)≥160/90 mmHg。

(2) 高脂血症:甘油三酯≥1.7 mmol/L 和(或)HDL-C<0.9 mmol/L(男性)和<1.0 mmol/L(女性)。

(3) 中心性肥胖:腰臀比>0.9(男性)和>0.85(女性)和(或)

体重指数(BMI)≥30。

（4）微量白蛋白尿：每分钟尿蛋白排泄率≥30 μg 或尿白蛋白/肌酐比值≥30 mg/g，若患者有糖尿病或糖耐量异常或空腹葡萄糖受损或胰岛素抵抗，伴有以上2项或2项以上异常即可以诊断为代谢综合征。

糖尿病并发症的诊断

视物模糊就一定有糖尿病眼病吗

　　糖尿病是一种常见的新陈代谢异常疾病,也是眼部并发症较多的一种内科疾病。在糖尿病的发展过程中,大部分眼组织都可受其影响,产生不同程度和不同症状的眼部改变,如白内障、葡萄膜炎、糖尿病性视网膜病变、视神经炎等。视物模糊是糖尿病患者经常出现的症状,当糖尿病患者血糖控制不佳时,升高的血糖可使晶状体内渗透压升高,晶状体脱水,引起视力下降、视物模糊。所以,糖尿病眼病会引起视物模糊,但视物模糊不一定就有糖尿病眼病,必须经过眼科的详细检查,如通过视力、眼压、裂隙灯、眼底荧光造影、视野等方面检查予以确诊。

"手麻脚麻,像有虫子在爬"提示
有哪种糖尿病并发症

　　糖尿病患者出现"手麻或脚麻,皮肤上像有虫子叮咬或蚂蚁爬过"的感觉,提示可能并发有外周神经病变。因为糖尿病神经病变最常累及的是下肢的感觉神经,其次是运动神经,且90％以上都是双侧对称的,即双脚或双手先出现有袜子、手套样感觉减退,一般下肢较上肢重,末端先发病,再向上和躯体部分进展。患者除有感觉减退外,尚有各种感觉异常,如灼热、针刺感,或如踏棉垫感,或皮肤上出现虫爬蚁走感觉,或出现触电、跳痛感,有时伴以痛觉过敏,手碰到物体即感疼痛,甚至对床单的重量亦不能忍受,非常痛苦。时间久了还会造成运动神经受损,出现对称性双下肢软弱无力、起立、行走困难等,严重者有足垂症,甚至完全瘫痪,伴有肌萎缩,造成患者的残疾,因此必须早期检查诊断,以利于早期治疗。

目前,确诊方法除患者有糖尿病病史、症状及体格检查发现有浅感觉减退、痛觉过敏、腱反射减弱或亢进外,主要依靠尼龙丝、音叉、大头针、叩诊锤、温度觉检查仪等简单体检工具筛查,必要时行四肢的肌电图检查。检查结果显示手脚的感觉减退、消失或过敏,或神经传导速度减慢等即可诊断,并进行必要的治疗,以预防足病发生。

糖尿病患者"腰酸脚肿,尿泡沫多"是怎么回事

糖尿病患者由于尿液中尿糖含量增多,尿液黏度增加,尿液表面张力升高可产生泡沫尿。糖尿病肾病患者尿液中不但会出现尿糖,还会含有少量的蛋白质,也可使尿液的表面张力升高而产生泡沫。糖尿病患者如果血糖控制尚可,而出现"腰酸脚肿,尿泡沫多"是由于糖尿病肾病所致。糖尿病病程达10~20年后,

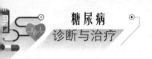

约半数以上患者会出现蛋白尿、肾脏病理改变,以肾小球硬化,伴肾小管透明空泡变性及肾血管呈硬化改变为主,这种因糖尿病并发肾脏损害的病变称为糖尿病肾病。糖尿病肾病的肾脏损害是一个缓慢进展的过程,一旦临床上出现肾脏损害的改变,表明肾脏病变已较严重。

尿微量白蛋白检查对糖尿病肾病诊治有何意义

尿微量白蛋白是反映肾小球疾病和损伤非常敏感的指标,对于糖尿病肾病的早期诊断有着十分重要的意义。糖尿病肾病的诊断,1 型糖尿病所致肾损害分为 5 期,2 型糖尿病导致的肾损害也可参考该分期。Ⅰ、Ⅱ期为发病最初时表现,肾小球滤过率等功能检查可诊断Ⅰ期病变,通过肾活检可诊断Ⅱ期病变。目前,最具临床价值的是诊断Ⅲ期糖尿病肾病(微量白蛋白尿),此期糖尿病肾病又称早期糖尿病肾病。糖尿病肾病如同其他糖尿病慢性并发症一样,是在长期病程中缓慢发生的,患者在早期并无任何自觉症状,只有靠检测尿液才能诊断。目前认为,在 6 个月内(每次间隔不少于 1 个月)做 3 次尿蛋白排泄率测定,如果有 2 次数值在每分钟 20～200 μg(24 小时 30～300 mg)可定为微量白蛋白尿,如能除外其他原因的白蛋白尿排出增多(如感染、运动、显著高血糖及高血压等),即可诊断早期糖尿病肾病(Ⅲ期)。如尿常规检查尿蛋白阳性(一般 24 小时尿总蛋白排出量在 0.5 g 以上),或尿白蛋白排泄量每分钟＞200 μg,则可诊断临床糖尿病肾病Ⅳ期。如果有肾功能不全，则可诊断糖尿病肾病Ⅴ期。

为什么尿糖阳性要做 24 小时尿蛋白定量和肾小球滤过率检查

糖尿病肾病患者尿糖阳性，应检测 24 小时尿蛋白定量和肾小球滤过率，如果 24 小时尿蛋白定量在 0.5 g 以上，则可诊断临床糖尿病肾病（Ⅳ期），但要除外可能造成蛋白尿的其他疾病，如慢性肾脏疾病、心力衰竭、糖尿病酮症酸中毒等。应在积极治疗糖尿病、控制血糖的同时，应用血管紧张素转化酶抑制剂（ACEI）或血管紧张素Ⅱ受体拮抗剂（ARB 类）来减少尿蛋白。如果有肾功能不全，应检测肾小球滤过率（GFR），GFR 是目前判定肾小球功能最可靠的方法。GFR 正常值为每分钟 80～120 ml，当 GFR＜每分钟 80 ml 时，虽然可能血尿素氮、肌酐测定仍在正常范围内，但可诊断为糖尿病肾病（Ⅴ期）伴慢性肾功能不全，此时，应加强保护肾功能治疗。GFR 每分钟＜15 ml 时，则可诊断终末期肾功能衰竭，要择期行血液净化治疗。

糖尿病患者头晕提示什么

糖尿病患者突然出现头晕症状可能提示：①卒中（中风）或短暂性脑缺血发作；②血压升高；③低血糖；④心肌梗死。其中

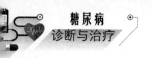

最常见的病症为中风和短暂性脑缺血发作。

低血糖时患者常常还伴有心慌、出冷汗、饥饿感、乏力、手抖等,进食后很快能缓解。无痛性心肌梗死患者同时伴有心悸、气急、心慌、出汗,甚至发生晕厥、休克。脑梗死患者,尤其是腔隙性梗死,大部分仅表现为头晕。因此,糖尿病患者突然出现头晕时,应及时送往医院,检查血压、头部 CT、血糖,必要时进一步检查心电图、血心肌酶谱等以找到头晕原因。

糖尿病患者"胸闷、心口难受"可能有什么并发症

糖尿病患者感到"胸闷、心口难受",说明有合并心脏并发症的可能,应及时到医院检查心电图、心脏彩超、冠状动脉 CT,必要时要做冠状动脉造影,以便尽早明确诊断。心脏病变是影响糖尿病患者预后和生活质量的重要因素,严重者可能由于心肌梗死而导致死亡。

糖尿病患者心血管病变的发生率高吗

糖尿病患者心血管病变的发生率和病死率是非糖尿病人群的 2～4 倍,是 2 型糖尿病最主要的死亡原因,占糖尿病死亡原因的 40% 左右,而且发病年龄早、进展快、病情重、预后差。在发达国家,75% 的糖尿病患者死于心血管并发症;在我国,随着糖尿

病患病率的升高和患者寿命的延长,糖尿病患者并发心血管病变也逐年增多。糖尿病患者容易发生冠心病的原因是糖尿病患者体内糖含量过高,使心脏血管的内皮细胞结构蛋白通过非酶"糖化"以及低密度脂蛋白的"糖化",不仅损伤了内皮细胞,而且促使中膜平滑肌细胞向内膜游走,造成血管壁通透性增加,促使脂质沉积在血管壁,同时,糖尿病患者血黏度高易凝集,血小板功能异常,容易形成血栓。加上血管压力增高,造成内皮肥厚、中层肌细胞坏死,而且由于胰岛素抵抗、高胰岛素血症,可以直接诱导平滑肌增生,动脉内膜和中层增殖,并促进肾脏远曲小管对水和钠的重吸收、兴奋交感神经系统,通过体内激素儿茶酚胺的作用,增加心输出血量和使外周血管收缩。糖尿病患者往往还同时合并有血脂异常、高血压、微量白蛋白尿。因此,糖尿病患者容易发生心血管病变。

糖尿病心血管病变通常有哪些临床表现

部分糖尿病合并心血管病变的患者临床表现与一般冠心病一样,主要为胸闷、活动时气短、心口痛、脚肿、咳嗽、心慌等,但是常常发病年龄较早、病情重、进展快。心绞痛是以发作性胸痛为主要表现,一般由劳累诱发,休息或含服硝酸甘油后缓解,心电图可以观察到典型的心肌缺血表现。约30%的糖尿病患者虽有心肌缺血和心肌梗死,但是并没有感觉心口疼痛,临床表现常常不典型,表现为胸闷、气急、心动过速、心律不齐、直立时头晕,

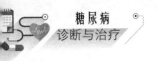

部分患者出现睡觉时不能平躺,严重者表现为难以纠正的心力衰竭或昏倒,甚至造成猝死。

为什么糖尿病患者易出现无痛性心肌梗死

糖尿病患者无痛性心肌梗死较为常见,但容易误诊和延误病情,导致死亡率增加。大多数学者认为,糖尿病患者心肌梗死时没有胸痛与长期高血糖造成心脏自主神经功能受损有关,因此1/4~1/3的糖尿病患者发生心肌梗死时没有明显心前区疼痛症状,而仅仅表现为疲乏无力、头昏、气急、心悸,直到患者体格检查做心电图时才被发现,心电图检查出现异常 Q 波等陈旧性心梗表现。

如何早期诊治无痛性心肌梗死

糖尿病患者应该每年常规做一次心电图,以便及早发现心血管并发症。一旦出现疲乏无力、头昏、胸闷、气急、心悸等不适,应及时去医院做心电图、心脏超声、动态心电图等检查,必要时可以做冠脉 CT 或冠状动脉造影,以便及时明确诊断。

糖尿病患者会出现充血性心力衰竭吗

糖尿病患者常常会出现充血性心力衰竭(心衰)。这是因为糖尿病人群中,高血压的患病率是正常人群的2倍,糖尿病与高血压并存,是患者发生动脉硬化的重要原因。心力衰竭是高血压的常见并发症,流行病学研究表明,40%～50%的心衰起因于高血压,血压越高,又没有得到控制,发展为心衰的可能性越大。此外,糖尿病患者可以因为糖尿病心肌病而发生心力衰竭,其主要的病理特征是心肌微小血管损害,心肌细胞肥大、坏死、凋亡、心肌纤维减少、胶原沉积,心肌间质弥漫性纤维化,微小血管基底膜肥厚、基质增加。因此,糖尿病患者心血管危险因素如果不控制的话,随着病程迁延,部分患者会出现心力衰竭。

糖尿病患者会有哪些心室功能异常

糖尿病患者由于微血管、大血管病变、心肌病变、心脏自主神经病变,早期可以出现心脏功能异常。在临床上可无任何表现,需做超声心动图才能诊断,心电图正常的糖尿病患者,超声心动图检查可以发现舒张期延长、室间隔肥厚、心室顺应性降低、缓慢充盈量减少、二尖瓣开放延迟、舒张功能减退、搏出量减少等改变,以舒张功能减退为主。随着病情的发展,逐渐出现运动后收缩功能异常,心功能储备下降,左室射血分数上升减少甚至降低。后期左室射血分数进一步下降,心胸比例扩大,出现心功能不全。

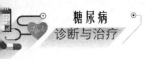
糖尿病患者出现"老烂脚"提示什么并发症

糖尿病患者由于下肢外周神经病变以及血管病变常有感觉功能减退或消失,动脉粥样硬化,斑块形成乃至血管狭窄、闭塞,血流障碍而致局部皮肤营养差、容易感染,皮肤溃破后常常难以收口愈合,引起皮肤慢性伤口,继发感染后变成溃疡、坏疽,这就是糖尿病足,俗称"老烂脚",常给患者带来巨大的痛苦和沉重的经济负担,其后果严重,可能截肢致残甚至危及生命。实际上,类似病变也可以发生在手、后背以及身体其他部位的皮肤组织,但糖尿病足的发生率明显高于其他部位。出现"老烂脚"提示很可能并发了严重的下肢血管病变和神经病变。

糖尿病足有以下一些表现:早期由于足部皮肤和皮下脂肪营养不足,皮下脂肪萎缩,皮肤变薄、干燥、变黑,抬高下肢时足部皮肤苍白,足背发凉,足背动脉搏动减弱以至消失。逐渐发展为走一段路则出现腿脚剧痛,需停下来休息一会儿才能继续行走,休息时脚痛、下蹲后起立困难,进而难以行走几近瘫痪。肢端肌肉萎缩致使腿变细,脚的骨质破坏,足部关节变形,皮肤溃烂、坏死、坏疽形成。

在临床上常见的有湿性坏疽:受累肢端局部软组织糜烂,开始是小破口,继之糜烂深入肌层,甚至烂断肌腱,破坏骨质,大量组织坏死,形成大脓腔。另外一种是干性坏疽,受累肢端末梢缺血坏死,干枯变黑,病变界限清楚。混合型坏疽,占糖尿病坏疽的 20%,微循环障碍和小动脉阻塞两类病变同时并存,好发部位下肢达 90% 以上,上肢少见,占 7.5%;单侧发病多见,占 80%,双侧同时发病占 20%;足趾和足底同时坏疽的多见,占 77%,足趾和小腿同时坏疽占 5%。

"皮肤瘙痒或起泡,易抓破"是糖尿病皮肤病变吗

糖尿病患者由于长期代谢紊乱可引起各个系统的变性病变。皮肤是代谢活跃的器官,在糖尿病的急慢性代谢紊乱时都可以引起皮肤病变。皮肤瘙痒多见于外阴和肛门部的局部瘙痒症,与高血糖状态下易合并假丝酵母菌(念珠菌)感染有关。在控制血糖以及抗真菌治疗后,瘙痒症会消退。因此,当出现外阴等处皮肤瘙痒时,应考虑糖尿病的可能。此外,糖尿病神经病变引起皮肤干燥,部分患者也可以有其他部位或全身的瘙痒症。由于糖尿病患者长期的神经及微血管病变,皮肤营养及弹性差,瘙痒时容易抓破,抓破后愈合慢,常遗留色素沉着,皮肤黑斑尤其在小腿前部皮肤,称为"胫前斑"。

少数糖尿病患者可发生皮肤大疱性皮损,主要见于严重糖尿病患者,手足背和四肢是好发部位,常常突然发生,不痛不痒,可自愈,不留瘢痕,发病原因不十分清楚,可能与长期糖尿病周围神经病变致皮肤神经营养障碍有关。

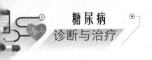
血管彩色超声多普勒检查对诊断
糖尿病大血管病变有什么意义

　　用彩色超声多普勒对糖尿病患者的颈动脉、上肢肱动脉、桡动脉及下肢胫后动脉、足背动脉、股动脉等大血管进行检测,常可以发现脉搏传导时间明显缩短,血管搏动波上升时间明显延长,血管管径变小、内膜增厚、血流变慢或血管内层斑块形成,提示血管退行性变致血管弹性减退、管壁僵硬及斑块形成。通过彩色超声多普勒检查,可以及早发现血管斑块和血管狭窄、血管闭塞,以利早期及时进行治疗,避免以后中风、心梗等心脑血管事件的发生。

为什么糖尿病患者经常有胃口不好、
腹胀和便秘等症状

　　患糖尿病时间长了,如果血糖没有控制稳定,就会使并发症的发生风险增加,其神经并发症除常见的外周神经病变外,还有一些内脏器官的自主神经病变。支配胃肠道的自主神经受损,就会造成胃肠道蠕动功能差,胃动力差就会造成胃内容物排空慢,食物积存在胃内会产生腹胀感,胃口也会随之锐减,不想吃饭或茶饭不香;肠动力差会使肠内容物下行变慢,在肠中积存时间长,水分被再吸收,水分含量越来越少,造成大便干燥难以排出,最后出现便秘。有的患者则表现为肠蠕动紊乱,大便几日稀、几日干,腹泻、便秘交替出现。

生活中易促发或加重糖尿病的危险因素有哪些

糖尿病的发生,除基因易感外,环境因素也是一个重要的原因,糖尿病发病的一些危险因素还可以加重病情进展,这些危险因素主要与饮食方式和生活方式有关。大致包括以下几个方面:①肥胖;②饮食中的脂质过多;③吸烟;④高血压病;⑤各种严重感染;⑥胆固醇升高、高密度脂蛋白胆固醇(HDL-C)低;⑦外伤或手术应激;⑧长期使用某些药物如糖皮质激素类、精神类药物;⑨长期精神刺激或过度紧张;⑩睡眠不佳或长期失眠。

为什么糖尿病患者抵抗力差,易发炎

糖尿病患者的抵抗力差,对细菌感染等的免疫力低,皮肤、呼吸道、泌尿道容易发炎,这是什么道理呢?白细胞是机体抵抗细菌入侵的中坚力量,高血糖会显著抑制它的功能,使白细胞游动迟缓,在细菌入侵人体后,不能及时赶到感染区将其围剿歼灭,造成细菌大量繁殖,导致炎症扩散或加重。另外,糖尿病患者机体修复能力差,肌肉和其他组织再生慢,故炎症恢复期也长。

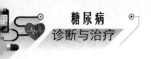

为什么糖尿病患者肺结核的发生率高

糖尿病患者体内蛋白质合成减少而分解加快,蛋白质得不到及时补充,导致生成免疫球蛋白的能力减弱,淋巴细胞转化为有免疫保护能力细胞的功能降低,从而使 T 细胞、B 细胞和抗体数量减少,免疫功能大大减退。同时,高血糖状态也会损害血液中的白细胞,使白细胞的游动、黏附和吞噬杀菌能力下降。所以,在我国几近绝迹的肺结核病在糖尿病人群中"死灰复燃",且多发生于年老、消瘦和体弱的糖尿病患者。合并高血脂或是维生素 A 缺乏的老人也多见,因为血中的脂肪酸和甘油三酯升高后,它们的代谢产物为结核菌的繁殖提供了良好的营养环境。维生素 A 缺乏则使呼吸道黏膜的细胞抵抗力减弱,易致结核菌感染,感染后又不能迅速被上述的免疫细胞和白细胞杀死,容易深入肺组织内安营扎寨,造成肺组织损害。

糖尿病急性并发症的诊断

糖尿病酮症酸中毒是怎么回事

糖尿病酮症酸中毒是以高血糖、酮症和酸中毒为特征的糖尿病急性并发症,由于患者体内缺乏胰岛素或胰岛素不能正常发挥作用,因而身体不能利用葡萄糖,只能依靠大量脂肪为机体供应能量,脂肪分解的一部分产物为酮体,是一种酸性物质,酮体在体内积聚,就会导致机体过于酸化,并对机体产生严重损害,如得不到及时治疗,可引起休克、昏迷,甚至死亡。

什么情况会诱发糖尿病酮症或酮症酸中毒

下列情况容易诱发糖尿病酮症或酮症酸中毒,应当引起重视。

(1) 糖尿病治疗不当:胰岛素治疗中断或不适当减量;降糖药突然停用或用量不足;大量进食水果、甜品、含糖饮料或淀粉类食物等;糖尿病未经正规治疗。

(2) 感染:糖尿病患者并发肺炎、泌尿道感染、坏疽等感染时。

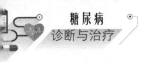

(3) 饮食不当：暴饮暴食或饮食不洁引起呕吐、腹泻。

(4) 其他应激情况：如严重外伤或手术、妊娠和分娩等。

糖尿病酮症时需要检查哪些指标

应检查血糖、尿糖、尿酮、有条件最好测血酮，同时须做动脉血气分析、血电解质（包括血钾、钠、氯）、血常规、肾功能等。

糖尿病非酮性高渗综合征是怎么回事

糖尿病非酮性高渗综合征是糖尿病急性代谢紊乱的另一种临床类型，多见于 50 岁以上的 2 型糖尿病患者，有些患者既往有无糖尿病并不明确，而以非酮性高渗综合征为首发表现。它以严重高血糖、高血钠（通常大于 150 mmol/L）、血渗透压升高（通常大于 320 mmol/L）、脱水、低血压、休克、电解质紊乱为主要特征。但无明显酮症酸中毒，患者常有不同程度的意识障碍和昏迷，是一种危及生命的糖尿病严重并发症。

什么情况会诱发非酮性高渗综合征

目前，糖尿病非酮性高渗综合征并不常见，其发病占糖尿病

患者的 $1\% \sim 1.5\%$,但由于它病情危重,一旦发生,病死率很高。所以糖尿病患者尤其是老年患者应警惕,注意避免以下诱发因素。

(1) 应激因素:感染、手术、外伤、高热、心肌梗死、脑血管意外、胃肠道功能紊乱等。其中感染居首位,占所有诱因的 60% 以上,因手术、心脑血管意外诱发的也较常见。

(2) 糖摄入过多:如含糖饮料、静脉输注过多葡萄糖,或随意中断糖尿病药物治疗。

(3) 过量使用某些干扰糖代谢的药物:如糖皮质激素、免疫抑制剂、利尿剂、甘露醇等药物。

(4) 水摄入不足或失水,透析治疗,静脉高营养疗法等。

(5) 过量饮酒。

(6) 肾功能或心功能减退(多见于老年人)。

(7) 妊娠或分娩。

糖尿病非酮性高渗综合征需要监测哪些体征和指标

主要应抽血和留尿测定血糖、尿常规、血电解质尤其是血钠、肾功能、血浆渗透压。必要时还要监测血气分析,借此与糖尿病酮症酸中毒鉴别,有时两者可同时存在。

糖尿病慢性并发症的治疗

糖尿病合并白内障怎么治疗

糖尿病患者的白内障一般分为两类:一类为真正的糖尿病性白内障;另一类为糖尿病患者的老年性白内障。前者比较少见,主要发生于年轻的严重糖尿病患者,也可见于小儿,常为双眼发病,进展迅速,晶状体很快完全变为混浊。后者在糖尿病患者中发病率较高,且发生的年龄越早、进展也越快。糖尿病合并白内障的治疗与其他类型的白内障相同,仍以手术治疗为主,但较普通白内障容易发生并发症,故必须十分重视术前的准备工作。

糖尿病眼底视网膜病变分几期

糖尿病眼底视网膜病变分以下六期:①微血管或合并小出血点;②硬性渗出合并Ⅰ期病变;③棉絮斑合并Ⅰ或Ⅱ期病变;④新生血管或并有玻璃体积血;⑤纤维血管增殖膜;⑥牵拉性视网膜脱离。其中前三期为非增殖性糖尿病视网膜病变,后三期为增殖性糖尿病视网膜病变。

如何治疗糖尿病视网膜病变

糖尿病视网膜病变的治疗原则是治疗糖尿病及其相关疾病,包括控制高血糖、高血压、高血脂及糖尿病其他并发症,同时运用眼科激光、手术等方法治疗眼底病变。

大量临床对照研究证实,激光光凝是当今治疗糖尿病视网膜病变的有效措施。

(1)非增殖期糖尿病视网膜病变:在这一期,激光主要治疗黄斑水肿和环形渗出病变。

(2)增殖前期糖尿病视网膜病变:在增殖前期由于大面积毛细血管无灌注区和视网膜广泛水肿,需作全视网膜光凝。

(3)增殖期糖尿病视网膜病变:一旦眼底出现新生血管,也需考虑作全视网膜光凝。在这一期病变中,可发生严重玻璃体积血,其来源可以是新生血管的出血,也可以是侵入玻璃体内的新生血管出血。玻璃体切除手术是治疗这一期患者非常有效的方法,手术目的是使屈光间质清晰。

糖尿病视网膜剥离的后果如何? 怎样治疗

牵拉性视网膜剥离是糖尿病视网膜病变最严重的一期病变,过去几乎100%导致糖尿病患者失明。近年来,随着玻璃体

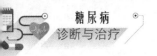

切除手术技术和器械的发展,这类患者也可行手术治疗,以获得一定的视力。手术方法主要包括移走积血及分解物质,并将机化膜切断、咬碎,吸出碎片,消除纤维组织赖以生长的支架,解除对视网膜的牵拉,并注入液体和(或)气体,恢复正常的视网膜解剖关系,保持眼球完整。但由于这一期患者往往同时存在着视神经萎缩、血管闭塞等现象,故术后视力恢复仍较差,所以糖尿病视网膜病变的患者必须早发现早治疗,以期维持长期的视功能,获得较好的生活质量。

什么药物可预防糖尿病肾病

经近几年大量临床研究证实,糖尿病患者在严格控制血糖和控制高血压的基础上,服用血管紧张素转化酶抑制剂(ACEI)类(如卡托普利、赖诺普利、雷米普利、福辛普利等)或血管紧张素Ⅱ受体拮抗剂(ARB)类药物(如缬沙坦、氯沙坦等),可预防糖尿病肾病的发生。

怎样减少糖尿病肾病患者的尿蛋白漏出

(1)优质低蛋白质饮食:临床糖尿病肾病期时应实施低蛋白质饮食治疗,肾功能正常的患者饮食中蛋白质的量为每天每千克体重0.8 g可以减低肾小球内压力,减轻高滤过和蛋白尿。在肾小球滤过率下降后,饮食蛋白入量为每天每千克体重 0.6～0.8 g,蛋白质来源应以优质动物蛋白质为主(如牛奶、瘦肉、鱼、虾等)。

(2) 严格控制血糖:大量临床病例证实,严格控制血糖,使血糖接近正常水平,可以延缓甚至防止糖尿病肾病的发生和发展,降低增高的肾小球滤过率和改善微量白蛋白尿,减少尿蛋白漏出。

(3) 控制高血压:糖尿病患者合并高血压会加速糖尿病肾病的发生和发展,有效地降压治疗可以减慢肾病的发展,减少尿蛋白排出量。目前认为,在降压药的选择上,首选 ARB 类,或选择 ACEI 类,不良反应小,有降低肾小球灌注、减慢肾小球硬化、保护肾功能的作用,且对血糖、血脂无不良影响。其他降压药如钙拮抗剂、β 受体阻滞剂、利尿剂等也有效,可根据病情单用或联用。大于 18 岁的非妊娠糖尿病肾病患者的血压应控制在 140/80 mmHg 以下。

(4) 肾脏病变早期阶段(微量白蛋白尿期),无论有无高血压,首选 ARB,或选择 ACEI 类,能减少尿白蛋白,但血肌酐＞265.2 μmol/L 的肾病患者不宜选用此类药物。

糖尿病患者有早期肾病就不能用二甲双胍吗

有些糖尿病患者认为二甲双胍这种药伤肾,有早期肾病就不能服用,这种说法是错误的。对于有蛋白尿而肾小球滤过率在 60 ml 以上的患者可继续使用二甲双胍。

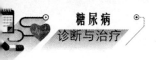

糖尿病患者肾功能轻度受损时使用什么口服降糖药

糖尿病患者有肾功能轻度受损时,在使用降糖药方面应尽量选择对肾功能影响小的药物,主要是那些不经过肾脏排泄或极少经过尿液排出的药物,目前主要有以下3种。

(1) 格列喹酮:商品名糖适平,属磺脲类。该药95%通过肝胆系统经大便排泄,仅5%代谢产物经肾脏排除,故对肾脏的影响很小。

(2) 阿卡波糖和伏格列波糖:商品名拜糖平和倍欣,属 α-糖苷酶抑制剂。该药主要通过肠道起作用,几乎不吸收入血,极少经过肾脏。

(3) 瑞格列奈、那格列奈:商品名诺和龙、唐力等,属苯甲氨酸衍生物类。该类药约92%通过肝胆系统经大便排泄,仅不到8%代谢产物经肾脏排除,故对肾脏的影响也很小。

糖尿病患者若有尿素氮、肌酐升高怎么办

糖尿病患者若有尿素氮、肌酐升高,说明已存在肾功能不全,具体治疗措施如下。

(1) 严格控制血糖:1型糖尿病患者用胰岛素泵或皮下注射

胰岛素,2型糖尿病患者用口服降糖药和(或)胰岛素强化治疗,使血糖接近正常水平,可以延缓肾功能进一步减退。

(2)控制高血压:糖尿病合并高血压会加速肾功能的损害,有效的降压治疗可以减少尿蛋白的排泄量,延缓肾功能的恶化。目前认为,在降压药的选择上,应以血管紧张素Ⅱ受体拮抗剂或ACEI类药物作为首选,其他降血压药如钙拮抗剂、β受体阻滞剂、利尿剂等也有效,可根据病情单用或联用。

(3)限制蛋白质摄入量:糖尿病肾病患者已存在肾功能不全,蛋白质的摄入量应控制在每天每千克体重0.6 g,以减少肾小球内压力,减轻高滤过和减少蛋白尿。

(4)胃肠吸附剂的应用:糖尿病肾病患者已存在肾功能不全时,应用胃肠吸附剂,如包醛氧淀粉5～10 g,每日3次,口服;或尿毒清胶囊3粒,每日3次,口服,有利于毒素从胃肠道排出。

(5)促红素的应用:糖尿病肾病患者已存在肾功能不全时,会有不同程度的贫血,可应用促红细胞生成素来治疗,如益比奥1万U,每周1次,皮下注射。同时应补充铁剂和叶酸。

糖尿病终末期肾病(尿毒症)有什么治疗办法

血液透析和肾移植是唯一有效的办法。糖尿病肾病引起的慢性肾功能衰竭,应采取早期透析治疗,有肾移植条件者应早期进行。糖尿病肾衰患者肾功能恶化的速度较快,如并发高血压,肾功能恶化更为迅速。糖尿病患者血管并发症的发

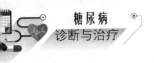

生率很高,常有视网膜和心脑血管病变,一旦肾小球滤过率小于每分钟 15 ml,高血压将难以控制,常导致眼底出血和致命性的心脑血管并发症。

高压氧对糖尿病患者有什么好处

高压氧的主要作用是利用高于正常的压力将高纯度氧送入人体的器官和组织内,改善机体的血氧供应和缺血缺氧状态。这种治疗方法虽然古老,但近几年被国内外专家用于糖尿病的并发症或伴发病的治疗,它有很多单靠药物达不到的好处,可改善糖尿病以下几种并发症。

(1) 糖尿病足、足部溃疡或坏疽:可通过改善局部血循环及营养,促使溃疡愈合,使坏疽患者免于截肢。

(2) 缺血性脑血管病:此即通常所讲的"小中风",或脑梗死,糖尿病患者很容易发生,应用高压氧治疗可促进患者病情康复,减少偏瘫等后遗症的发生。

(3) 糖尿病足部感染或其他部位皮肤发炎:同时使用抗炎药物,可加强药物的抗炎作用,加速炎症的控制与感染的好转。

(4) 糖尿病大血管病变:糖尿病患者有下肢大血管动脉粥样硬化和(或)斑块形成,甚或引起动脉或静脉血栓,这种情况很严重。在病变早期应用高压氧治疗可改善血管缺氧,使斑块缩小、血流加速、改善大血管内膜厚度及硬化状态。

(5) 糖尿病神经病变:不管是视神经病变,还是周围神经病变,在做高压氧治疗后可使神经感觉异常症状减轻、有利于神经传导速度改善。

(6)糖尿病心脏心肌病变和其他微血管病变:应用吸入高压氧治疗可改善心脏等部位局部小血管和微血管的缺氧状态,使血管营养状态改善,从而改变微血管硬化、阻塞等并发症。

(7)记忆力下降:防治老年性痴呆症。

什么样的糖尿病患者适合高压氧治疗

若糖尿病患者有上述并发症或伴发疾病,神志清楚,能配合舱内吸氧治疗,且心肺功能好、耳道和鼻腔通畅的,都可以进行高压氧治疗。

什么样的糖尿病患者不适合高压氧治疗

有以下情况的糖尿病患者暂时不适合进行高压氧治疗。

(1)高血压:血压≥160/90 mmHg 时。

(2)渗出或出血性眼底视网膜病变。

(3)有肺结核、肺部感染等活动性肺部炎症。

(4)慢性阻塞性肺病致肺功能不佳,肺张开困难。

(5)鼻腔内有异物或息肉、鼻涕等鼻腔不通畅。

(6)咽鼓管阻塞或有耳部疾病的患者。

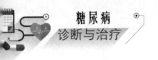

(7) 有严重心脏病或肝肾疾病,体内存在严重水肿者。

(8) 神志不清或昏迷,不能配合吸氧者。

有哪些治疗糖尿病性周围神经病变的方法

客观地讲,糖尿病周围神经病变到目前为止仍是一个难以解决的棘手问题,尚未有哪种药物能做到阻止此并发症进展或使其逆转。其症状复杂多样,经过近些年研究,已证实以下方法治疗周围神经病变,可取得肯定的短期疗效,但其长期疗效仍需要坚持长期用药。

(1) 抗氧化剂:α-硫辛酸作用最强,多项研究证实其疗效明显,尤其是静脉应用,口服制剂需长期服用。维生素 E 等效果不确切。

(2) 微循环改善剂:前列腺素 E_1 制剂、抗凝药物(阿司匹林、西洛他唑)、尼莫同等,凯时(前列地尔注射液)静滴效果优于口服药物。神经节苷脂。

(3) 醛糖还原酶抑制剂:如在亚洲各国上市的依帕司他,经多项临床研究证实有效。

(4) 维生素 B_{12},尤其是甲基 $VitB_{12}$(即甲钴胺):针剂肌内注射或静脉滴注比口服药效果更明显。

(5) 具有活血作用的中药或中成药:如血塞通、丹参等。我国有小样本的研究表明其可减轻神经症状,但长期效果不清楚。

(6) 神经生长因子(NGF)或胰岛素样生长因子-1(IGF-1):

需注射用药,因潜在的致肿瘤副作用未在临床推广。

(7) 高压氧:国内外有小范围研究证实,给患者每天高压氧治疗 2 小时,连续 10 天为一疗程,2 个疗程后症状改善。

(8) 神经病变导致疼痛的药物治疗:各种针刺、火烧、刀割、触电等疼痛感觉严重干扰患者的生活,需要应用止痛药物,主要包括①三环类抗抑郁药阿米替林、去甲替林等;②抗惊厥药如卡马西平、苯妥英等作用有限;新药有普瑞巴林、加巴喷丁等,前者新药目前是一线选择;③安眠药氟奋乃静、氯硝西泮等;④5-羟色胺和去甲肾上腺素再摄取抑制剂度洛西汀、文拉法辛等;⑤吗啡类镇痛剂缓释曲马朵、羟考酮、吗啡等;⑥局部用药辣椒素贴、恬尔心贴剂等。

糖尿病心血管病变有哪些危险因素? 怎样控制

糖尿病合并心血管病变与所有冠心病治疗一样,首先要控制危险因素,包括控制血糖、高血压、血脂紊乱、肥胖和吸烟。已经证明,危险因素的控制可以明显减少心血管事件的发生,改善患者的预后。为了防止发生"糖尿病心血管病变",糖尿病患者应该努力做到以下几点。

(1) 控制血糖:但是需要指出的是应该根据患者的年龄、并发症等具体情况制定个体化的血糖控制目标。不是血糖控制得越低越好,因为血糖控制越严格越容易发生低血糖,而低血糖可以导致组织缺血、缺氧,从而诱发心律失常、心肌梗死、脑卒中,

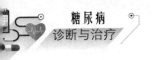

或眼睛及肾脏病变加重等。

（2）控制血压：血压控制在＜140/80 mmHg。通常选用血管紧张素转换酶抑制剂（卡托普利、依那普利、西拉普利、福辛普利、培哚普利、雷米普利、赖诺普利等）；血管紧张素Ⅱ受体拮抗剂（氯沙坦、缬沙坦、厄贝沙坦、坎地沙坦、替米沙坦、奥美沙坦等）；钙离子拮抗剂（氨氯地平、非洛地平、硝苯地平、拉西地平、尼群地平等）。β受体阻滞剂虽对心脏有好处，如可以降低心肌耗氧，但是大剂量应用对糖代谢和脂代谢有不利作用，并可掩盖低血糖反应，但小剂量的β受体阻滞剂对糖代谢影响不大。钙离子拮抗剂除了降血压外，还可以解除冠状动脉痉挛，改善心肌缺血。血管紧张素转换酶抑制剂及血管紧张素Ⅱ受体拮抗剂除了可以降低血压，减轻心脏负荷外，还可以预防和逆转心肌肥厚，改善胰岛素抵抗，延缓肾脏病变，以及充血性心力衰竭的发生和发展。

（3）纠正血脂异常：少吃动物脂肪及含胆固醇高的食物，酌情合理服用调脂药物。

（4）戒烟限酒。

（5）适当进行体育活动。

（6）抗血小板治疗：阿司匹林可以有效预防包括脑卒中、心肌梗死在内的心血管事件。阿司匹林的最佳剂量为每天75～150 mg，睡前服药。虽然阿司匹林有消化道副作用，但肠溶制剂对胃肠道的刺激较小，患者应该在医生的指导下用药。

在什么情况下糖尿病患者不能将血糖降得太低

在糖尿病治疗过程中,以下几种情况不要特别严格控制血糖。

(1) 有严重的低血糖病史(特别是孤老或独居老人,一旦发生低血糖时得不到帮助,风险很大)。

(2) 1年内发生2次以上低血糖。

(3) 机体预警防护机制缺失,发生低血糖时不能感知。

(4) 已经有冠心病或脑血管疾病的患者,因为严格控制血糖容易发生低血糖,再次诱发心肌梗死或脑梗死。

(5) 合并用某些药物影响低血糖反应(如β受体阻滞剂、镇静药等)。

(6) 不能行动或丧失生活自理能力的患者。

(7) 终末期癌症、严重的心功能不全者。

(8) 已经有终末期糖尿病并发症,如增殖型视网膜病变、肾功能衰竭等。

(9) 胰岛功能差、血糖波动大、病情容易反复的患者。

哪些方法可预防糖尿病心血管并发症

(1) 及早发现并有效控制糖尿病。

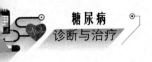

（2）有效控制高血压、纠正血脂紊乱，降压首选血管紧张素转换酶抑制剂、血管紧张素Ⅱ受体拮抗剂或钙离子拮抗剂，调脂可根据血脂异常的成分选用他汀类或贝特类药物。

（3）酌情使用抗血小板凝聚的药物，如长期服用小剂量阿司匹林及活血化瘀的中药等。

糖尿病合并"小中风"怎么办

糖尿病是中风的易患因素之一。据国内资料统计，约有20％的脑血管病患者同时患有糖尿病，并且糖尿病患者动脉硬化的发生率较正常人高5倍左右，而且发生时间比正常人要早，程度亦更严重，能广泛累及大、小动脉，引起心脏、肾脏、脑、下肢、眼底等部位的动脉发生硬化。

为什么糖尿病和中风的关系那么密切呢？其原因是糖尿病患者胰岛B细胞分泌胰岛素绝对或相对不足，导致糖类、脂肪和蛋白质代谢紊乱，其中以糖代谢紊乱为主。这些营养物质代谢紊乱可以造成高脂血症，表现为有害的低密度脂蛋白胆固醇增高，而有益的高密度脂蛋白胆固醇降低等，从而引起和加速糖尿病患者动脉硬化。此外，糖尿病患者的血液常呈高凝状态，血小板凝聚功能亢进，容易造成血管内小栓塞。另外糖尿病患者常常同时合并有高血压，这些因素均容易导致血栓的形成，促使缺血性中风的发生。

出现"小中风"后，应立即送往医院，予以控制血压、降低血糖及应用中医活血化瘀药物治疗,必要时进行溶栓。若病情加重,出现脑水肿症状,可以短期、适量应用利尿剂或甘露醇等脱水剂。

糖尿病患者出现"老烂脚"就必须截肢吗

答案是不一定。"老烂脚"是糖尿病合并周围神经病变和血管病变的一种严重后果。在坏疽早期,应该尽可能先进行内科保守治疗,或做动脉重建手术恢复血供,以尽量保住患肢。但若坏疽严重,如湿性坏疽经过中西医综合治疗病情仍不可逆转,或治疗失败,或坏疽使肢体大关节严重破坏,功能丧失,甚至严重感染危及生命等,截肢术仍然是不得不采用的最终和最主要的治疗手段。尤其是湿性坏疽保守治疗无效,坏疽恶化、趋向全身,危及生命时,应及时果断进行截肢处理。

有哪些方法可促进烂脚愈合

由于"老烂脚"除了局部皮肤的感染破溃、破口经久难愈以外,还会导致局部渗出、出血和严重的化脓性炎症,往往由于溃疡口扩大无法愈合引起肢端坏死而需要截肢,重者细菌或其毒素可经血管侵入血液,引起败血症危及生命,因此,糖尿病老烂脚防重于治。在出现小的皮肤破损时,如皮肤疖、痈等毛囊炎早期,就应尽早开始抗炎、护理等治疗,以防感染或溃疡进展。促

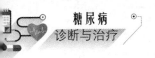

进"老烂脚"愈合的措施如下:①尽快控制血糖。用胰岛素使血糖尽量接近正常水平。②积极彻底清创。去除局部坏腐组织、脓液、坏疽部分;结合负压吸引引流,排出脓性分泌物。③抗感染治疗。根据创口脓液细菌培养和药物敏感试验结果,选用合适的抗生素。④改善下肢循环。糖尿病患者肢端坏疽的主要病理基础是毛细血管基底膜增厚、血管腔变细、微循环障碍,因此,在抗感染的基础上,要改善下肢血供。治疗方法包括静脉滴注前列腺素制剂,口服血管紧张素转化酶抑制剂、肠溶阿司匹林、他汀类调脂药等。⑤高压氧治疗。造成糖尿病患者烂脚的原因之一是糖尿病患者微血管基底膜增厚等导致局部缺血缺氧。临床研究表明,用高压氧治疗可以使血黏度下降,氧分压升高,改善肢体缺氧状态,有利于侧支循环的建立。具体方法是:每日高压氧治疗 1 次,10 次为 1 疗程,一般需要 2～3 个疗程。⑥改善神经病变。包括应用醛糖还原酶抑制剂、抗氧化剂和甲钴胺等 B 族维生素。⑦减压及支具。制动、足底胼胝去除、足底减压手术、定制减压鞋或支具等。⑧中西医结合治疗。用一些去腐生肌的中药局部处理,可以起到一定作用。国内学者还尝试了其他一些疗法如蛆虫疗法可用于感染渗出期,起到生物清创作用;富血小板凝胶伤口局部外敷可促进肉芽组织生长、加速伤口愈合;动物实验显示硫化氢等促血管新生制剂也有加速糖尿病伤口愈合作用,其临床疗效有待证实。

经过上述综合治疗,可以使大部分足患者保住肢体,免于截肢手术。

怎样预防糖尿病足的出现

为了防止出现糖尿病足,糖尿病患者平时应注意以下几点:积极有效地控制血糖、降低血压、血脂;坚持长期小剂量口服肠溶阿司匹林;严禁吸烟;注意足部的卫生,经常以温水泡脚,使足部的血液循环畅通,同时保持足部的干燥保暖,鞋子应通风透气合脚,趾甲要经常修剪;不要把脚浸入热水中,不要在热的地面行走,例如沙滩或游泳池边的水泥地上;不要光着脚行走;不要使用化学剂清除鸡眼和结痂;不要穿有补丁的袜子,并且避免穿有接缝的袜子;不要穿趾间部位有条带的凉鞋;不要自己挖去脚上的鸡眼或者结痂;不要盘腿坐或跷二郎腿,否则会造成神经和血管的压力过大;洗澡后,擦干双脚应再涂抹润肤露。对于易干燥的脚,每晚用润滑油脂涂抹,但不要在脚趾之间使用润肤品。如果夜间感觉脚凉,可穿上袜子。每天要检查鞋内,看看里面是否有异物或粗糙之处。对于脚上出现的伤口,要及时消毒处理,严重时及时去医院寻求帮助。

糖尿病合并大血管粥样硬化斑块形成如何治疗

长期糖尿病血糖控制不佳及其他有害因素如高血压,会导致大血管粥样硬化斑块形成,多见于下肢动脉、颈动脉、冠状动

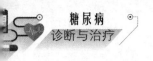

脉、脑动脉等。在合并下肢大血管粥样硬化斑块形成时,除适当锻炼促进血管侧支循环外,还可根据每个患者的具体情况选择合适的治疗方法。

(1) 可应用扩张血管和抗凝活血的药物,如前列腺素制剂(如凯时)、ACEI、ARB 等扩血管药静脉用药,之后改为肠溶阿司匹林、西洛他唑、贝前列腺素钠等药物长期口服。

(2) 为防止斑块的进一步发展及稳定斑块,需选用他汀类降脂药如阿托伐他汀长期服用。

(3) 严重的动脉粥样硬化可以发生血管闭塞,此时可在血管外科进行腔内介入、放置血管支架或搭桥等手术重建血运,并结合改善循环的药物治疗。

糖尿病合并大血管血栓形成如何诊治

糖尿病患者合并下肢大血管血栓形成、堵塞血管时,非常危险,处理不及时可能导致截肢甚或危及生命。目前主要靠外科手术治疗,手术方法包括切除血栓段血管代之以人造血管,同时配合活血、溶栓等药物治疗;对血栓尚小的血管也可用球囊扩张后放置血管支架;当血栓可能导致肢体坏死甚至威胁生命时,必要时需截去患肢以挽救生命。

糖尿病的降糖治疗

糖尿病的综合治疗包括哪些方面

糖尿病患者要想达到长期稳定控制血糖,减少并发症,提高生活质量的目标,并不是光靠找医生开药,按时吃药就行了,而是需要多方面配合,即现代提倡的综合治疗。国际糖尿病联盟提出的综合治疗法,包括以下五个方面:①糖尿病教育;②饮食控制;③运动疗法;④血糖监测;⑤药物治疗。形象地讲,糖尿病患者坐在一辆马车上,在生命的道路上奔驰,在向前行驶的过程中,这5个方面,每个方面都像一匹马,任何一匹马拉车不力或是偏离了方向,都不能使马车顺利前进,驶向健康长寿的终点。

(1) 糖尿病教育:包括社会宣传、卫生保健人员再培训学习糖尿病的专业诊治护理知识,患者及家属糖尿病知识培训等。随着经济的发展,人民生活方式和饮食结构的改变,糖尿病的发病率越来越高,而广大糖尿病患者的糖尿病知识相当贫乏,存在许多认识上的"误区",这往往会降低患者对医生医嘱的依从性,直接影响治疗效果,导致糖尿病患者神经、肾脏、眼病等并发症的发病率居高不下。因此在各国专家的呼吁下,世界卫生组织把每年的11月14日定为"世界糖尿病日",就是想通过普及糖尿

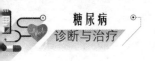

病知识,使患者能够早诊断早治疗,树立正确的治病观念。同时使医护人员有强烈的科学防治和管理患者的意识,使社会各界支持糖尿病防治事业。通过对患者和家属的教育,使每个患者家庭能自我保健、自我护理。

(2)饮食控制:糖尿病饮食疗法是一切治疗的基础,不论糖尿病的类型、病情轻重、有无并发症、是否用药物治疗,都应严格和长期控制饮食,按照专科医生设计的饮食方案定时、定量摄入营养全面均衡的食物,并控制总热量,使胖的患者减重,使瘦的患者增重至标准体重。

(3)运动疗法:运动可以改善周围组织对胰岛素的敏感性,降低血糖、血脂、减肥,以防治并发症,并改善体力和精神状态。

(4)血糖控制:高血糖是引起糖尿病症状和导致糖尿病并发症的主要原因之一,控制高血糖是治疗糖尿病的关键所在。为了了解糖尿病是否得到良好的控制,必须经常监测血糖或糖化血红蛋白,以便及时调整治疗方案。

(5)药物治疗:在正确分型的基础上,根据病情选择药物和剂量,选用哪种口服降糖药,还是选择胰岛素,均必须因人而异,长期坚持。有效控制糖尿病,必须治疗达标。

糖尿病患者不吃主食利于血糖控制吗

经常听有的患者讲,怕血糖高吓得饭都不敢吃,只吃菜和肉类,这是非常错误的认识。米面等主食所提供的碳水化合物是餐后血糖的主要来源，为了更好地控制餐后血糖，糖尿病患者要适当限制主食的摄入量。纵观国内外糖尿病指南，碳水化合物所提供的热量可占全天进食总热量的55%左右。以6 694~7 531千焦(1 600~1 800 kcal，1千焦＝4.184千卡)为例，全天米、面等主食的摄入量可达到225~250 g(指粮食生重净重)。碳水化合物又称为糖类，分为单糖、双糖、寡糖和多糖，米、面等主食中所含的淀粉是膳食中多糖的主要来源，也是供给身体活动和维持生命的机体热量和蛋白质最经济、最迅速的来源。如果患者淀粉类主食吃得过少，经常处于半饥饿状态，并不利于病情的控制，反而使机体的升糖激素增多和脂肪利用增多，而容易分解成酮体。这种合并的酮症叫"饥饿性酮症"，与糖尿病高血糖酮症一样，同属于机体的危急状态，会对人体造成很大的损害。但进食糖类过多，对单纯饮食控制而不服降糖药的患者，可加重病情。因此，就算空腹血糖≥11.1 mmol/L的患者，可限制米面等主食的摄入量，但每天不能少于150 g(净重生重)。

糖尿病患者最好忌吃哪些食品

因为糖尿病患者要控制饮食总热量和碳水化合物的摄入，所以要控制那些热能密度高的食物和含精制糖(单糖、双糖)多的食品，血糖控制不佳时最好少吃下列食品。

(1) 动物脂肪：红烧肉、回锅肉等肥肉中含猪油，羊肉(尤其是小肥羊)含羊油，肥牛肉或含牛油的面包、点心等。

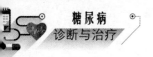

（2）瓜子和花生：葵花子、西瓜子、油炸或椒盐花生等。

（3）核桃、松子、小胡桃等硬壳类果仁。

（4）含糖高的水果：如香梨、苹果、西瓜、荔枝、菠萝蜜、蜜橘、水蜜桃等。

（5）甜点心：如奶油面包、冰淇淋、蜜饯、甜饼干、蛋糕等。

（6）土豆、豌豆、青毛豆、蚕豆、菱角、粉皮等以含淀粉为主的食物，吃时应扣除相等热量的主食量。

糖尿病可多吃的食物有哪些

在四大类食物中果蔬类是含糖量和热量密度较低的食物，且含有较多的维生素和膳食纤维，营养价值高，美味可口，又可润肠通便，所以推荐多多食用。如绿叶蔬菜中的菠菜、芹菜、小青菜、紫角叶、香菜、空心菜、韭菜、甘蓝菜、茼蒿等，品种繁多，不一而足。黄瓜、西红柿既有营养又几乎没有热量，可当作水果多吃。还有一些含糖少的水果如猕猴桃、柚子、苦柚、文旦（柚子）、葡萄柚、草莓等平时也可多食。与普通人群一样，糖尿病患者每天可吃蔬菜 300～500 g，水果 200～400 g。

为什么"总量控制、花样翻新"是糖尿病饮食治疗的总原则

科学地讲，饮食治疗对糖尿病患者来说并不是单纯地限制

糖类和油脂类,饮食治疗的目的在于:①科学地安排饮食中各种营养成分,使体内营养全面、均衡,又能使血糖、血脂达到或接近正常水平,以利达到防止或延缓各种急慢性并发症发生、发展的目的。②使肥胖患者减少热量摄入,体重下降以改善胰岛素抵抗,增加人体对胰岛素的敏感性。③适当增加消瘦患者的热量摄入,使体重增加至接近标准体重,增强体质,提高抵抗力。④使成年人能从事正常的工作与活动,患病儿童能正常生长发育,保证生活质量。根据以上目的,我们提出了"总量控制、种类增加"的饮食治疗八字原则。简言之,这八个字的意思就是:医生指导患者控制每日总热量,使每日总热量摄取保持一个标准体重下的恒定水平,以维持基本生命活动;同时饮食种类要经常更换,食品品种齐全以保证营养均衡。具体来说,患者饮食应注意以下几个方面。

(1) 三大营养素比例固定:根据患者年龄、性别、标准体重和工作活动量确定总热量,然后按比例分配,糖类占总热量50%~60%,蛋白质占12%~20%,脂肪类占20%~30%,胆固醇每日300 mg以下。

(2) 食物多样化:所吃的食物应包括①提供碳水化合物为主的谷类、薯类、杂豆类、含糖量高的蔬菜及水果等;②提供动物蛋白的鱼、虾、禽肉、畜肉、蛋、奶类;③提供植物蛋白的大豆及其制品;④提供膳食纤维、维生素和矿物质的蔬菜、水果、菌藻类等。

(3) 粗细粮搭配:可适当多吃富含膳食纤维的食物,如玉米、小米、高粱、豆类等,少吃精米、精面,多吃含谷皮、麸皮的食品。

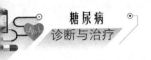
(4) 以植物性食品为主,动物性食物为辅:多吃绿色蔬菜、豆类、块根类、坚果及含糖低的水果等。

(5) 限制食盐摄入:每日少于 6 克,同时节制饮酒。

食品有几大类

从提供热量的角度来看,可粗略地分为提供糖类、蛋白质类和脂肪类等营养成分的食物,这三种营养物质在不同食物中的含量比例不同。

为了使患者均衡地进食各种营养物质,便于选择食物,中国居民膳食宝塔将食品细分为以下六大类。

第一类:谷薯类及杂豆类。包括以含淀粉(糖类)为主的食物,如米、面粉、小米、玉米面、苏打饼干,咸面包及绿豆、赤豆等。

第二类:蔬菜类。包括各种绿色蔬菜和菜瓜等,如白菜、菠菜、芹菜、莴苣、柿椒、黄瓜、冬瓜、丝瓜、苦瓜等,还有白萝卜、西红柿、胡萝卜、四季豆、扁豆、豌豆等,以及鲜蘑菇、龙须菜等。

第三类:水果类。包括大家所熟知的各种色彩缤纷、形状各异、味道甘甜的水果。

第四类:畜禽肉、水产类及蛋类。包括各种畜禽类的瘦肉、蛋类及瘦肉深加工产品,如肉粉、香肠,以及以肌肉为主的动物内脏,如猪牛心、家禽的心、肝、肾等。另外还有水产品,包括鱼、虾、蛤蜊、螺肉、贝肉、蟹类等。

第五类:奶类及奶制品、大豆及其制品。如豆浆、奶粉、牛奶、酸奶、豆腐粉等。

第六类:坚果类及油脂类。包括各种植物油及含油多的果仁,如豆油、花生油、菜油、麻油,花生米、核桃仁、杏仁、葵花子、南瓜子等果仁和芝麻酱、花生酱等含脂肪为主的食物。

糖尿病饮食种类应怎么分配

六大类食品中,谷薯类和部分水果类含有较多的糖类;瘦肉类和豆奶制品主要提供蛋白质;而油脂类顾名思义,则主要提供脂肪;蔬菜和水果中含有多种维生素、矿物质及生命所需微量元素。那么,如何有计划地食用这些食物,以达到营养全面而又不过量呢? 应先算好一日中所需总热量,然后根据平衡膳食的原理,将各类食物分配到三餐中去。

(1) 糖类:应占总热量的50%~60%,糖尿病患者每日可进食200~350 g,即4~7两。然后分3份为早、中、晚三餐,或按照热量的1/5,2/5,2/5分配至三餐中去,作为每天的主食量。

(2) 蛋白质:占总热量的12%~20%,中等体形的人每日所需蛋白质总量约每千克理想体重0.8~1.2 g,如一个60 kg体重的患者,其蛋白质进食量为60×1.0 g=60 g。孕妇、乳母、营养不良或伴有消耗性疾病的患者可增加至每千克理想体重1.5~2 g。小

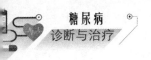

孩每千克体重2~4 g。有糖尿病肾病而肾功能正常的,应限制在每千克体重0.8~1.0 g。血肌酐值升高的患者应限制在每千克体重0.6~0.8 g。总量算好后,可按糖类的方式分到三餐中去。但蛋白质来源至少有1/3应为动物蛋白质,以保证必需氨基酸供给。

(3) 脂肪类:应占总热量的30%以下。简单算法就是每日每千克体重1.0 g。饱和脂肪、多不饱和脂肪与单不饱和脂肪的比例应为1:1:1。植物油类(花生油、豆油、菜籽油等)及鱼油中以不饱和脂肪为主,动物油类(猪油、羊油等)多含有饱和脂肪酸。茶油、橄榄油则富含单不饱和脂肪酸。

根据以上几点可帮助确定每日总热量和三大营养物质的量,然后可根据食物成分转化为食谱,并根据生活习惯、病情和药物治疗的需要安排三餐食物种类。可按每日三餐分配为1/5、2/5、2/5或1/3、1/3、1/3,也可按一日4餐分为1/7、2/7、2/7、2/7。在使用降糖药过程中,按血糖变化再作进一步增减调整,但不能因为降糖药剂量过大,为防止低血糖而增加饮食量,而应先减少用药量。

何谓糖尿病饮食治疗的食物交换法

一般的糖尿病饮食治疗方案需查阅食物成分表,计算和设计主食和副食的组成,比较繁琐,采用计算机软件计算食谱,则十分方便快捷。为了便于理解,下面介绍"食物交换表法"进行食谱计算。按上述六大类食物的营养成分,列出各类食物的份数,按照营养平衡的原则进行组合,变成每天要吃的食谱。这里所说的"一份",是指产生 334.2～376.6 kJ(80～90 kcal)热量所对应的食物的重量。食物交换份法计算食谱简便,但十分粗略,不建议患者自行设计计算,可寻求营养专业人员的帮助。

我们知道,1 克糖类可产生 16.74 kJ(4 kcal)的热量,1 克蛋白质也可产生 16.74 kJ(4 kcal)的热量,而 1 克脂肪则可产生 37.66 kJ(9 kcal)的热量。这样,六大类食物的每一个交换份列表如下。

(1) 谷类:每一交换份相当于大米或面粉 25 g(半两),见下表1。

表1　等值谷类交换表

谷类名称	交换分量	谷类名称	交换分量
大米或面粉	25 g	咸面包	37.5 g
干粉类	25 g	生面条	30 g
挂　面	25 g	土　豆	125 g
小　米	25 g	慈　姑	125 g
玉米面	25 g	山　药	125 g
苏打饼干	25 g		

(2) 蔬菜类:一个交换份蔬菜含糖类 15 g,蛋白质 5 g,每一个单位包括的蔬菜量,见表2。

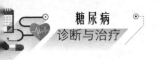

表2　等值蔬菜交换表(按可食部分计算)

蔬菜名称	交换分量	蔬菜名称	交换分量
黄　瓜	500 g	龙须菜	500 g
白　菜	500 g	莴　笋	500 g
冬　瓜	500 g	水浸海带	500 g
圆白菜	500 g	甘　蓝	500 g
苦　瓜	500 g	南　瓜	350 g
菠　菜	500 g	丝　瓜	300 g
小青菜	500 g	鲜豇豆	250 g
韭　菜	500 g	四季豆	250 g
鲜蘑菇	500 g	扁　豆	250 g
西红柿	500 g	鲜豌豆	100 g
芹　菜	500 g		

(3) 水果类:一个单位的水果含糖类 21 g、蛋白质 1 g,见表3。

表3　一个交换份水果交换表

水果名称	交换分量	水果名称	交换分量
西　瓜	750 g	苹　果	200 g
菠　萝	500 g	李　子	200 g
橙　子	350 g	葡　萄	200 g
蜜　橘	250 g	水蜜桃	150 g
鸭　梨	250 g	香　蕉	100 g
荔　枝	225 g	鲜　枣	100 g

(4) 肉蛋类:一个交换份的肉蛋类含蛋白质 9 g,脂肪 5 g,可以交换(表4)中的任一份食物。

表 4　一个交换份肉蛋类交换表

肉蛋类名称	交换分量	肉蛋类名称	交换分量
兔　肉	100 g	瘦猪肉	50 g
猪　肝	75 g	猪　舌	50 g
猪　心	75 g	鸡　蛋	50 g
家禽肉	50 g	鸭　蛋	约 50 g
瘦羊肉	50 g	大　排	25 g
瘦牛肉	50 g	香　肠	20 g

（5）油脂类：每一个交换份的油类含脂肪 9 g（表 5）。

表 5　一个交换份油脂类交换表

油脂名称	交换分量	油脂名称	交换分量
豆　油	1 匙	葵花子	30 g
花生油	1 匙	南瓜子	30 g
菜　油	1 匙	花生米	15 g
芝麻酱	1 匙	杏　仁	15 g
麻　油	1 匙	核桃仁	10 g

（6）豆乳类：一个交换份的豆浆、奶类含糖类 6 g、蛋白质 4 g、脂肪 5 g（表 6）。

表 6　一个单位豆乳类交换表

豆乳类名称	交换分量	豆乳类名称	交换分量
豆汁一大碗	500 ml	牛奶 1/4 瓶	60 ml
豆浆一小碗	200 ml	豆腐粉	20 g
淡牛奶半瓶	110 ml	牛奶粉	15 g
酸奶半瓶	110 ml		

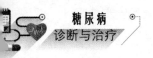

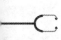

如何大致估计糖尿病患者每天所需热量，三餐热量怎么分配

估计一个糖尿病患者每天所需总热量，是根据其标准体重和活动水平来计算的。标准体重不是患者现在或发病时的体重，而是不同身高情况下最正常的体重，计算方法是：

标准体重(kg)＝[身高(cm)－100]×0.9(男)或[身高(cm)－100]×0.85(女)。或者用更简单的方式：标准体重(kg)＝[身高(cm)－105](男女皆适用)，如一个身高 160 cm 的男患者，标准体重应为 55 kg。按标准体重计算每日所需热量，是以活动量大小为基准。详见表 7

表 7　按标准体重计算所需热量

活动量	所需热量
卧床休息	每千克体重每天 25～30 kcal
轻体力劳动	每千克体重每天 30～35 kcal
中体力劳动	每千克体重每天 35～40 kcal
重体力劳动	每千克体重每天＞40 kcal

根据上表，标准体重乘以以上数值就是每日所需总热量数。对体形胖的个体，可取低值；体形瘦的个体，可取高值。体形胖瘦的计算公式：

[(本人体重－标准体重)÷标准体重]×100%

计算结果超出 10% 为超重,超出 20% 为肥胖;计算结果低于 10% 为消瘦。

算出总热量后,可进一步计算三大营养物质的克数:

每日所需蛋白质(g)=标准体重×(1.0~1.2 g)/kg

每日所需脂肪(g)=标准体重×(0.8~1.0 g)/kg

每日所需糖类(g)=[所需总热量−(蛋白质×4+脂肪×9)]÷4

如一个身高 160 cm 的住院男患者,体重为 70 kg。其标准体重=(160−100)×0.9=54 kg,超出标重=(70−54)/54×100%=16/54×100%=29.6%,属肥胖体形。故其每日所需总热量为 54 kg×25 kcal/kg=1 350 kcal,其每日三大营养物质需要量为:

蛋白质:54 kg×1.0 g/kg=54 g

脂肪:54 kg×0.8 g/kg=43.2 g

糖类:[1 350−(54×4+43.2×9)]/4=(1 350−604.8)/4=186 g

然后按 1/3, 1/3, 1/3 或 1/5, 2/5, 2/5 分配到三餐中去。然而这是三大营养素的克数,比较抽象,还要将其转化为具体食物的数量。

因为产生 80~90 kcal 热量食物为一个交换单位,以本例患者为例,其每天所需的食物总份数=1 350 kcal/80 kcal≈17 个交换份(总热卡数/80),其中蛋白质交换份数为(54×4 kcal)/80=2.7 份;脂肪交换份数为(43.2×9 kcal)/80≈4.5 份;糖类交换份

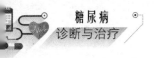

数为(186×4 kcal)/80＝9.6 份,最后将上述食物按 1/3、1/3、
1/3 或 1/5、2/5、2/5 分配到三餐中去。

如 17 个交换份可简单分为 5 份＋6 份＋6 份。如早餐可进
食 1 只蛋(1 份)＋1 杯牛奶(250 ml, 2 份)＋1 只馒头(50 g,
2 份)。以此类推。

糖尿病肾病患者饮食总原则是什么

糖尿病肾病患者饮食总原则是:糖类占总热量的 50％;低蛋
白、低胆固醇及不饱和脂肪酸为主;并注意饮食清淡易消化。

早期肾病患者饮食应注意什么

早期肾病患者的饮食应注意如下几点。

(1) 糖类占总热量的 50％,忌用蜂蜜、白糖、红糖等甜食,可
用甜叶菊、木糖醇等替代。

(2) 蛋白质每日每千克理想体重 1.0 g,可选用含多种必需
氨基酸和低胆固醇的动物蛋白(如瘦肉、鱼等)。

(3) 用植物油来补足其余 30％的热量。选择如菜油、玉米
油、豆油、芝麻油、花生油等作为烹调用油。避免使用猪油、
牛油。

第三期肾病患者饮食应注意什么

第三期肾病患者的饮食应注意以下几点。

(1) 糖类及脂肪供给同糖尿病肾病早期。

(2) 蛋白质每日每千克理想体重 0.8～1.0 g,选用含多种必需氨基酸和低胆固醇的动物蛋白(如鸡蛋白、鸭蛋白、牛奶、瘦肉、鱼等)。

(3) 避免食用动物内脏、蛋黄、鱼子等。

第四期肾病患者饮食应注意什么

第四期肾病患者的饮食应注意如下几点。

(1) 糖类及脂肪供给同糖尿病肾病早期。

(2) 蛋白质每日每千克理想体重 0.8 g,选择含蛋白质更少的食物,如海参、海蜇皮、酸牛奶、牛奶、脱脂奶粉、羊奶等。

(3) 有明显水肿和(或)伴高血压时,限制钠盐(每日 2～3 g),当每日尿量少于 500 ml 时更应严格控制钠盐。

(4) 有明显浮肿和(或)伴高血压时,严格限制水分摄入,每日摄入量少于 1 000 ml。

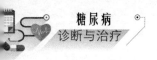
第五期(氮质血症期)肾病患者饮食应注意什么

第五期肾病患者的饮食应注意以下几方面。

(1) 饮食要清淡易消化,应采用高生物价低蛋白质饮食,一周内连续 6 天低蛋白质饮食(每日每千克理想体重 0.6~0.7 g),第 7 天可自由选择饮食,以利减少氮质潴留,又纠正低蛋白血症。

(2) 有水肿或高血压者宜少用盐并限制水分摄入。可选用每 100 g 中含钠少于 100 mg 的食物(如牛奶、瘦肉、鸡肉、大白菜、花菜、莴笋、冬瓜、丝瓜、西红柿、芋头等),而不用含钠 ≥200 mg 的食物(如油饼、豆腐、蘑菇、紫菜、芝麻酱、川冬菜、雪里蕻、虾米等)。

(3) 有高血钾症或每日尿量少于 1 000 ml 者,应选用每 100 g 中含钾少于 100 mg 的食物(如蛋类、猪血、面筋、藕粉、凉粉、粉皮、菱角、菜瓜等),而不用含钾超过 300 mg 的食物(如肉类、动物内脏、鸡、鱼、虾、蟹、鳝鱼、花生、豆类、土豆、油菜、水芹、花菜、海带、蘑菇、大枣和柿饼等)。

糖尿病合并尿毒症患者血液透析期间饮食应注意什么

糖尿病合并尿毒症患者血液透析期间的饮食应注意如下

几点。

（1）透析后病情改善，食欲增加，血尿素氮下降，因此总热量及蛋白质量可比透析前略高。

（2）由于透析可丢失蛋白质 2～3.5 g，因此可适当增加蛋白质，每日每千克理想体重 1.0 g，可进食鸡蛋 2 个和牛奶 500 ml 及鱼、肉等动物蛋白质。

（3）补充富含铁质、维生素 C、B 族维生素的食物。

（4）软食、低磷饮食。必要时加用碳酸钙，限制饮水。

糖尿病患者什么时候可以吃水果？如何吃水果

水果色、香、味俱全，还含有丰富的维生素、矿物质和一定量的膳食纤维，堪称营养丰富的佳品。可是一旦得了糖尿病，吃水果就受到限制，特别是以往不少患者像苦行僧一样，只能"望果兴叹"。其实，糖尿病患者是可以吃水果的，但要掌握好以下几点。

（1）把握好吃水果的时机：当血糖控制比较理想，即空腹血糖能控制在 7.0 mmol/L 以下，餐后 2 小时血糖控制在 10.0 mmol/L 以下，糖化血红蛋白控制在 7.5% 以下，不常出现高血糖或低血糖，就具备了享受水果的前提条件。如果血糖控制不理想，可先将西红柿、黄瓜等蔬菜当水果吃，等血糖平稳后再选择其他水果。

（2）把握好吃水果的时间：水果一般应作为加餐食品，也就是在两次正餐中间（如上午 10 时或下午 3 时）或睡前 1 小时吃，

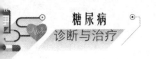
这样就避免一次性摄入过多的糖类而使胰腺负担过重,一般不提倡在餐前或餐后立即吃水果。

(3) 把握好所吃水果的种类:各种水果的糖类含量在6%～20%不等。应选择含糖量相对较低的水果,也可根据自身的实践经验做出选择。一般来说,柚子、橙子、草莓等含糖量较低,对糖尿病患者较为合适。而香蕉、红枣、荔枝、龙眼、菠萝、葡萄等含糖量较高,糖尿病患者应少食。

(4) 把握好所吃水果的数量:要适量,切莫一次大量。根据水果对血糖的影响,糖尿病患者每天可食用水果 200 g 左右,最好一天吃一类当中的一个(只),同时应减少约 25 g 主食,这样可使每日摄入的总热量保持不变。

在切实把握好以上 4 个方面的同时,糖尿病患者还应摸索自身的规律。如果有条件的话,在吃水果前和吃水果后 2 小时检测一下血糖和尿糖,对了解能不能吃这种水果,吃得是否过量大有裨益。

糖尿病患者运动有哪些好处

糖尿病患者应该进行适当的运动,这样对自己是很有好处的。

(1) 有利于控制血糖:运动能增加肌肉对血糖的摄取和利用,运动后肌肉和肝脏还会摄取大量葡萄糖补充糖原消耗,血糖会进一步下降,中等量运动降糖作用能够维持 12～17 小时。

（2）改善脂类代谢：在60％最大摄氧量以下强度的超长时间运动中,脂肪成为运动肌的重要供能物质,运动可以提高肌肉中脂蛋白酶的活性,加速脂肪分解,并能提高高密度脂蛋白胆固醇（一种好的血脂标志）水平。

（3）有利于控制体重：运动能够消耗热量,减轻体重,2型糖尿病的患者肥胖是导致胰岛素抵抗的重要因素,通过减轻体重可缓解胰岛素抵抗。

（4）增加胰岛素敏感性：胰岛素抵抗是2型糖尿病发病的重要原因,通过适当的运动增加脂肪、肌肉等细胞胰岛素受体数量及与胰岛素结合的能力,从而提高胰岛素敏感性,减轻胰岛素抵抗。

（5）改善心肺功能：运动可以提高最大耗氧量,使循环和呼吸功能得到改善,并能增加血管弹性,增强体质,改善精神状态等。

糖尿病患者选择哪些运动方式比较好

糖尿病患者选择体育锻炼项目时,必须考虑到具体条件和可能,包括糖尿病的类型、病程、药物治疗方式、血糖控制水平、并发症情况、性别、年龄、体重、平时活动量的大小,以及锻炼场所的条件等,但对任何一位患者来说,都以选择适量的、全身性的、有节奏的锻炼项目为宜。

首先,患者应注意运动的方式及适宜的运动量,主张选择有

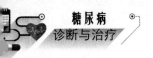

节奏的全身性运动,40～60 岁:快走、慢跑、骑自行车、跳绳、游泳、打球;60 岁以上:太极拳、散步、交际舞。跳绳、打篮球等强度较高的运动每次 5～10 分钟;快走、慢跑等强度中等的运动每次 15～20 分钟;散步、交谊舞等强度较轻的运动每次 30～45 分钟。剧烈的体育锻炼,过长的锻炼时间以及过度屈伸或倒立性运动就不适合老年或有较重并发症的患者,否则有可能发生脑血管意外、心肌梗死和眼底出血等情况;而年纪较轻,又无严重糖尿病并发症的患者,如果仅采用短时间的散步,则很难达到锻炼的目的。

糖尿病患者运动前应做什么准备

糖尿病患者运动前最好对自己的全身健康情况有一个全面的了解,以决定是否适宜进行体育锻炼,从事什么运动项目,多大的运动量为宜等。其中包括心肺功能、肝肾功能、血压高低及血糖控制、糖尿病慢性并发症的情况等,有急性并发症者绝对不能运动。应准备好合脚、轻便、防滑、透气功能好的鞋袜。同时还应选择好运动的场地,最好是多数人参加的群体运动场地。应备好急救卡(包括姓名、电话、住址。并注明:我是 2 型糖尿病患者,当我软弱无力时请帮助我将糖块放入口中;如我已不省人事,请立即送往附近医院)。

糖尿病患者运动量多少最为合适

运动频率和时间为每周至少 150 分钟,如一周运动 5 天,每次 30 分钟。

运动强度估计,用心率计算运动量是比较简单而实用的方法。那么怎样用心率计算适宜的运动强度呢?

一般可在运动结束后立即数脉搏,可以数 15 秒,然后乘以 4 便得出每分钟的心率。运动中的心率保持在(220-年龄)×(60%~85%)的范围之内,即可认为是比较合适的运动强度。

如对一个 60 岁的人来说,他(她)的运动后心率范围=(220-60)×(60%~85%)=96~136 次/分就比较适宜。也有人主张用更为简单的方法,即直接用(170-年龄)作为运动中适宜的平均心率,如 60 岁的人平均心率应在 110 次/分左右。

哪些糖尿病患者适合运动

罹患 2 型糖尿病的患者若无急性并发症或较重的慢性并发症都适合选择适当的方式运动。而血脂稳定、无严重急慢性并发症的 1 型糖尿病儿童,也可参加校内的一般体力活动,但不可太剧烈,如踢足球、打篮球、长跑等。

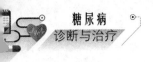
哪些糖尿病患者不适合运动

在下列情况下,糖尿病患者应避免运动或应减少运动量。

(1) 血糖控制很差:血糖＞14～16 mmol/L 时过量的运动可能会引起血糖进一步升高,甚至引起糖尿病酮症酸中毒。

(2) 有较严重的糖尿病大血管并发症:此时要严格选择好运动方式,并掌握好运动量,以避免血压升高以及脑血管意外、心肌梗死及下肢坏死的发生。

(3) 较严重的糖尿病眼底病变:患者视网膜微血管异常,通透性增加,过量运动可加重眼底病变,甚至引起眼底较大血管的破裂出血,影响患者的视力,所以也不宜从事运动量较大的体育锻炼。

(4) 较严重的糖尿病肾病:过量运动会使肾脏的血流量增多,增加尿蛋白的排出量,加快糖尿病肾病的进展,此类患者也不适于较剧烈的体育锻炼。

(5) 其他应激情况:包括各种炎症;心或脑血管病变尚未稳定之时;糖尿病酮症酸中毒或高渗性非酮症糖尿病昏迷的恢复期。

什么样的患者饮食控制结合运动
就可有效控制血糖

不用药物治疗,单采用饮食调理,规律地适量运动并改变不良生活习惯(如戒烟、戒酒等),适用于 2 型糖尿病早期且症状较轻,胰岛残存功能相当于正常功能 2/3 以上的患者。另外,要注意的是,现在有些人虽然血糖水平还未达到糖尿病的诊断标准,但已经是糖耐量减低者(IGT)(即空腹血糖<6.1 mmol/L,葡萄糖负荷后 2 小时血糖≥7.8 且<11.1 mmol/L)或空腹血糖受损(IFG)(即空腹血糖≥6.1 且<7.0 mmol/L,2 小时血糖<7.8 mmol/L)。2003 年 11 月,WHO 又建议把空腹血糖(FPG)异常的标准下调到 FPG>5.6 mmol/L,超过此标准可以称作是糖尿病前期。如果在该阶段,能够进行饮食调理、适当运动等,可延长进展至糖尿病的时间或者就此远离糖尿病。

肥胖的糖尿病患者首选什么降糖药物

对于肥胖的糖尿病患者来说,首先要改变不良的生活习惯,坚持科学的生活方式,即调整饮食、运动以减轻体重,随着体重的减轻,血糖定会得以改善。药物选择方面,可首选加用双胍类和(或)α-糖苷酶抑制剂,GLP-1 类似物也是不错的选择,对控制食欲、减轻体重及降糖都有很好的效果。

体形瘦的患者首选什么降糖药物

根据我们的临床经验,体形消瘦的患者往往以胰岛素分泌

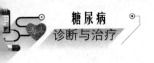
功能不足为主,在调整生活方式后不能达到治疗目标时,可首选加用磺脲类降糖药(如格列吡嗪、格列齐特、格列喹酮等),辅以糖苷酶抑制剂、胰岛素增敏剂等,若效果不佳,宜尽早启动胰岛素治疗。

目前市售的磺脲类药物有哪些? 有什么特点

在回答这个问题之前,我们应该知道一下磺脲类药物的主要成员。

第一代有甲苯磺丁脲(即 D860)和氯磺丙脲;第二代有格列本脲(优降糖)、格列吡嗪、格列齐特、格列喹酮等;第三代有格列美脲。看到这些名字,估计大家都不会陌生的。D860 这个老药价格便宜,但作用相对较弱,在上海已很少应用;氯磺丙脲半衰期长达 24～72 小时,作用可持续 72 小时,易蓄积导致严重而持久的低血糖反应,现已淘汰。优降糖是目前降糖作用最强的一个磺脲类药物,但由于它作用时间长达 20～24 小时,也易在体内蓄积而导致低血糖反应,特别是老年糖尿病患者,故现在已不作为一线药物。格列吡嗪属短效磺脲类,作用较强,服药后 1～2 小时达高峰血浓度,一般每日服用 3 次,但在血中持续时间也有 12～14 小时, 80%经肾排泄,长期应用也应注意低血糖反应,其控释制剂瑞易宁作用温和, 24 小时稳定有效,每日仅需服药 1 次,方便上班的患者。格列齐特吸收达峰时间较慢,一次服药有效作用 10～15 小时,因而大多数患者每日服用 2 次即可,也比较方便,且该药有抗凝、改善微循环作用,对糖尿病的血管病变有一定保护作用。格列喹酮也属短效磺脲类药物,其作用温和,有效作用时间4～6小时,需每日3次餐前口服,它的优点是95%自胆汁随大便排泄,对肾脏影响最小,因此适合轻度肾功能损害或老年糖尿病患者。格列美脲是作用于新的B细胞受体位点的长效磺脲类药物,其作用时间长达24～36小时,每日口服一次,除促进胰岛素分泌外,还有一定的改善外周胰岛素抵抗的作用。

磺脲类药物降糖的作用原理是什么? 适用于哪些患者? 禁用于哪些患者

　　磺脲类目前作为2型糖尿病患者的二线降糖药物。磺脲类药物主要作用是促进胰岛素释放,故其降糖作用有赖于尚存在相当数量(30%)有功能的胰岛B细胞。另外,部分药物如格列美脲还可增强靶组织细胞对胰岛素的敏感性。主要适用对象为2型糖尿病用饮食控制、体育锻炼和二甲双胍不能使血糖良好控制者。如已用胰岛素治疗,其每日用量在20～30 U以下可改用磺脲类。对胰岛素有抗药性或不敏感者,胰岛素每日用量虽超过30 U,亦可加用磺脲类药物补充治疗。

　　以下一些情况不适用于应用磺脲类降糖药物:①1型糖尿病患者;②2型糖尿病合并严重感染者;③酮症酸中毒;④高渗性昏迷;⑤进行大手术;⑥伴有肝肾功能不全者;⑦合并妊娠。

　　应该注意的是所有磺脲类药物都能引起低血糖。对老年人

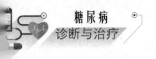

和肾功能不全者,长效的磺脲类药物是特别危险的,因此建议使用短效的磺脲类药物,对有轻、中度肾功能不全者,格列喹酮更为合适。

磺脲类药物有什么不良反应? 何时服药最好

磺脲类药物主要的不良反应是低血糖。尤其多见于肝、肾功能不全和老年患者,并有可能在停药后低血糖仍反复发作。其他不良反应有恶心、呕吐、消化不良、胆汁瘀积性黄疸、肝功能损害、白细胞减少、粒细胞缺乏、再生障碍性贫血、溶血性贫血、血小板减少、皮疹和过敏性皮炎等,这些不良反应虽少见,但一旦出现,应立即停药,并积极给予相应治疗。在餐前半小时服用磺脲类药物对餐后血糖的降糖效果优于进餐时或餐后服用。

磺脲类药物失效如何处理

临床上经常看到部分患者应用"格列类"药物几年后,会出现失效,达不到原来那么好的降糖效果。这种情况下,应考虑如下处理。

(1) 重新审查该类药物是否"对症":如果一位患者虽然 40岁后发病,但其实为 1 型糖尿病(可通过验血确诊),那么应该停用磺脲类,开始应用胰岛素治疗;如果是肥胖的 2 型糖尿病患者,应首选"双胍类"口服,而不是继续用"格列类"。

（2）加强饮食控制,增加活动:有的患者虽经医生再三强调,仍改变不了"多吃少动"的生活方式,管不牢嘴巴,动不了手脚。生活方式一定得下决心纠正,才能获得良好的血糖控制。

（3）坚持正确的用药方法:磺脲类药物应该在饭前 30 分钟服用,服用时间和方法不对,将影响药物的疗效,因此要按时、定量服药。

（4）换用其他磺脲类药物:虽同属磺脲类,格列吡嗪和格列喹酮等各种药物在起效速度、作用方式、作用持续时间上存在差别,所以实际降糖效果也不一样。因此,患者对一种磺脲类失效时,使用另一种药或更强的同类药同样可取得满意疗效。甚至换用强度较弱的同类药物,也能取得较好的疗效。

（5）加用胰岛素联合治疗:可用几种方式将磺脲类口服和注射胰岛素相结合,使血糖得到理想控制。①白天服 3 次磺脲类,睡前打一针中效胰岛素;②早餐前打一针长效胰岛素＋服磺脲类;③磺脲类药物加短效胰岛素,分次口服和注射。目前以方案①最常用。

（6）加用其他口服降糖药:①磺脲类＋二甲双胍;②磺脲类药物＋阿卡波糖(拜糖平);③磺脲类＋列酮类(罗格列酮等)。

双胍类药物有何优点？适用于哪些患者

双胍类药物可抑制食欲、抑制肠道葡萄糖的吸收,并增加外

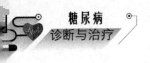

周组织(例如肌肉)对葡萄糖的摄取和利用。抑制肝脏糖的异生和肝糖原分解以及肝糖的输出,从而发挥抗高血糖的作用。双胍类药物还能改善脂代谢,降低体重,减轻脂肪肝,近年发现其还有减少心血管事件、减少肿瘤发生率和提高肿瘤患者生存率的作用。它不刺激胰岛素分泌,对血糖正常者无降血糖作用,单独应用不引起低血糖。正是由于二甲双胍有这些独特的作用,现在被各大糖尿病指南推荐为 2 型糖尿病患者的一线和基础用药,且用于糖尿病病程的始终。可与磺脲类和非磺脲类促泌剂、α-糖苷酶抑制剂、列酮类、DDP-IV 抑制剂等其他增敏剂联合使用。1 型糖尿病在应用胰岛素治疗过程中,如血糖波动较大,也可加用双胍类。

市售的双胍类药物有哪些

市售的双胍类主要有盐酸二甲双胍,商品名叫降糖片、美迪康、格华止等,还有一个药物苯乙双胍(降糖灵),因其有引起乳酸酸中毒等不良反应,现已少用,在有些国家已禁用。

双胍类药物有什么不良反应? 哪些患者不应该服用双胍类药物

双胍类常见的不良反应是胃肠道反应,表现为口干、金属味、厌食、恶心、呕吐、轻微腹泻等。进餐时服药及小剂量开始可减轻这些不良反应。比较严重的不良反应是有引起乳酸中毒的危险,特别是心衰、慢性阻塞性肺病、休克等体内存在低灌注和低氧状态的患者。二甲双胍本身对肝肾功能并无不良影响,然而肝功能不好者二甲双胍会出现转运障碍,肾功能不好的患者药物和乳酸排泄障碍,易在体内堆积形成酸中毒,故其禁用于肝肾功能不全、败血性休克或大手术患者。如用药过程中血肌酐水平升高,应予停药。老年患者的肾脏功能亦退化而使药物在体内排出减慢,也应小心使用。另外,有些患者对双胍类偶有过敏反应,表现为皮肤红斑、荨麻疹等。

阿卡波糖(拜糖平)属于哪一类药物? 它有什么作用

阿卡波糖(拜糖平)属于 α-糖苷酶抑制剂,该类药物还有国产的卡博平和伏格列波糖。它们的作用位点在小肠,可以抑制小肠绒毛刷状缘上的 α-糖苷酶,减慢多糖分解为单糖的过程,延缓糖类的吸收,降低餐后高血糖,从而改善整体血糖。可以作为一线药物配合饮食治疗使用,尤其适用于空腹血糖正常而餐后血糖明显升高者。还可与磺脲类、双胍类药物以及胰岛素合用。近年来研究表明,它能使糖耐量减低者的糖耐量恢复正常,因此可以延迟向糖尿病的进展,已被批准用于糖尿病的预防。

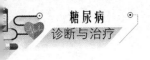
阿卡波糖(拜糖平)有不良反应吗？
是否所有患者都可以用该药

阿卡波糖(拜糖平)主要的不良反应为胃肠道反应,如腹胀、腹泻、肠鸣音亢进、排气增多等。据此,我们就可以知道有胃肠功能障碍者(例如消化不良、结肠炎、慢性腹泻等)忌用,肝功能不正常者慎用。也不宜用于孕妇、哺乳期妇女及 18 岁以下儿童。

要注意的是,单用阿卡波糖(拜糖平)不会引起低血糖,但如与磺脲类或胰岛素合用,仍可以发生低血糖,而且一旦发生应直接给予葡萄糖,进餐双糖或淀粉类食物无效。

目前已上市的列奈类药物有哪些？
各有什么优点

新的胰岛素促分泌剂在结构上是苯甲氨酸衍生物,因药名的最后都带有"列奈"两字,因此可简称为列奈类,如瑞格列奈、那格列奈等,它们和"格列类"的磺脲类药物一样,也有刺激 B 细胞释放胰岛素的作用,但降血糖作用快而短,低血糖发生率低,可单独或与二甲双胍、胰岛素增敏剂联合使用。

目前已上市的"列奈类"药物有瑞格列奈和那格列奈,前者商品名叫诺和龙,是由丹麦的诺和诺德公司生产,每片 1 mg。它的特点是可促进第一时相的胰岛素分泌,且作用迅速,起效比磺脲类更快,对餐后高血糖的控制效果更好。具体地讲,服药后10~15 分钟即可发挥作用,因此服药方法是:随餐服用,饭前 5~10 分钟服用即可,不必要提前半小时。那格列奈由诺华公司生产,为 D-苯甲氨酸衍生物,常用剂量为每次 60~120 mg。

可改善胰岛素抵抗的药物有哪些

目前确定的胰岛素增敏剂有以下几类。

(1)噻唑烷二酮衍生物类:这类药药名的最后两个字都为"列酮",故可简称为"列酮类",如曲格列酮、罗格列酮、吡格列酮等。它们可加强胰岛素与受体结合后的效应而增加胰岛素敏感性,改善胰岛素抵抗。近年因前两者的肝脏和心脏不良反应而撤市,仅吡格列酮尚在使用。

(2)二甲双胍:该药虽老,但目前研究发现其优点很多,增加胰岛素敏感性即是其中之一。它主要通过增加外周组织对钙离子的摄取利用,增加肌肉对葡萄糖的无氧酵解、改善高血脂等而改善胰岛素抵抗。

(3)格列美脲:动物实验及人体研究发现,该药能增加胰岛素对外周组织葡萄糖摄取的作用。

(4)胰升糖素样多肽 1(GLP-1)类似物和二羧基肽酶 IV(DPP-IV)抑制剂:GLP-1 由肠道细胞分泌,具有改善外周组织对

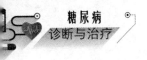

胰岛素敏感性的作用,但是GLP-1在体内迅速被降解而失去生物活性,采用GLP-1类似物或使用DPP-IV抑制剂延长GLP-1在体内作用时间,从而达到改善胰岛素敏感性的作用。

(5) 其他正在研究的药物:如β_3激动剂、苯基胍、胰岛素受体底物活性剂、胰岛素信号转导增强剂等。

现已上市的列酮类药物有哪些?
适用于哪种糖尿病患者

现在在国内外上市的列酮类药物有曲格列酮、罗格列酮、吡格列酮。其中曲格列酮首先是在美国上市的,但由于发现该类药物在患者身上可出现严重的肝损害、肝功能异常而被停止使用。目前尚无确切证据表明后两种药物直接导致肝功能异常。在我国有两种列酮类药物,一种是罗格列酮,商品名为文迪雅,每片4 mg,每日服用1～2片;另一种是吡格列酮,商品名为艾可拓、艾汀等,每片15 mg,每日服用1～2片。这类药物主要适用于有胰岛素抵抗的2型糖尿病患者和肥胖者、IGT或无糖尿病但有胰岛素抵抗的肥胖者。这类药物可作为肥胖体形的2型糖尿病患者首选药物。这类药物单独使用时可使糖化血红蛋白(HbA1c)降低1.5%。可单独使用,也可与磺脲类等促泌剂合用。

列酮类降糖药有什么不良反应？
不适用于哪些患者

列酮类降糖药有一些不良反应,如肝功能异常,体重增加,水肿、液体潴留,头痛、乏力、腹泻,贫血和红细胞减少等。因此,不适于有下列情况的患者。

(1) 有活动性肝病或转氨酶显著增高(高于正常值上限2.5倍以上)的糖尿病患者。

(2) 有严重充血性心力衰竭,全身水肿的糖尿病患者。

(3) 有肾病综合征,严重水肿的糖尿病患者。

(4) 伴有其他严重的心、肝、肾疾病的糖尿病或肥胖患者。

现在开发研究的新型降糖药物有哪些

近几年,由于糖尿病列入了人类健康问题的前三名,患者越来越多,引起了全世界科学家的关注,降糖药的研究更是如火如荼。目前,正在研究的有望用于临床的降糖药物有以下几类。

(1) 钠-葡萄糖协同转运蛋白2(SGLT-2)抑制剂:如达格列净、坎格列净。该类药物主要是通过抑制表达于肾脏的钠-葡萄糖协同转运蛋白2,减少肾脏的葡萄糖重吸收,增加尿液中葡萄糖的排泄,从而降低血浆葡萄糖水平。

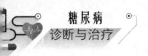

（2）胰岛淀粉样多肽类似物：胰岛淀粉样多肽又称胰淀素，是一种与胰岛素共同储存在胰岛分泌囊泡中的蛋白质，在2型糖尿病患者中这种多肽相对不足。临床试验证实胰岛淀粉样多肽与胰岛素联合使用，能够减少血糖波动并有效减轻体重。

（3）内源性大麻素受体拮抗剂：其作用于中枢神经系统能抑制食欲，而在外周组织能改善高血糖、高胰岛素血症及肥胖。

（4）AMP激活蛋白激酶激动剂：可能机制包括改善脂毒性和促进外周组织对葡萄糖摄取。

（5）多巴胺受体激动剂：如溴隐亭速释片 Cycloset，是首个针对多巴胺活性的抗高血糖药物。

（6）胆汁酸螯合剂：可能机制是其作用于肠内及肝脏的胆汁酸受体，减少内生糖的产生。

（7）其他药物：过氧化物增殖体激活受体 α/γ 双重激动剂、胰高血糖素受体拮抗剂、生长抑素受体亚型-2 激动剂、糖异生抑制剂、黄连素(小檗碱)等。

2 型糖尿病不必使用胰岛素吗

对这个问题，我们的回答是：不！部分 2 型糖尿病患者随着病程延长，B 细胞功能进行性衰竭，尽管此时已口服足量的磺脲类(格列吡嗪、格列齐特、格列本脲等)、双胍类(二甲双胍)，甚至加上 α-糖苷酶抑制剂(拜糖平等)三药联用，但是血糖仍然控制不满意，这些患者就应该及时改用胰岛素补充治疗或替代治疗，尤其是消瘦的 2 型糖尿病患者,更应该积极加用胰岛素,以期更好地保护残留的 B 细胞功能,获得较满意的血糖控制效果。

另外,当 2 型糖尿病患者出现急性或严重慢性并发症时也需要暂时改用胰岛素治疗。糖尿病患者常常因一些错误认识不愿意用胰岛素,如嫌麻烦或认为胰岛素用了"会上瘾",事实上,对于 B 细胞功能已经衰竭的患者,必须给予外源性胰岛素。

那么,2 型糖尿病一旦使用胰岛素就会"终身依赖"吗? 回答是:不一定。胰岛素应用不一定是长期或终生的,若应用胰岛素后随着血糖的改善,胰岛 B 细胞经过一段时间休息,胰岛功能又有一定的恢复,这些患者口服降糖药物可能仍有效,那么就可以再改用口服降糖药。

哪些糖尿病患者必须用胰岛素

胰岛素是由胰腺 B 细胞分泌的一种激素,它能使机体有效地使用食物所提供的能量和降低血糖。哪些患者必须应用胰岛素呢?

(1) 1 型糖尿病患者:因 B 细胞被大量破坏,体内胰岛素缺乏,该型糖尿病患者必需终生注射胰岛素。

(2) 2 型糖尿病患者有以下情况时:①饮食及口服降糖药物治疗血糖控制不佳;②出现糖尿病急性并发症,如酮症酸中毒、高血糖高渗状态;③有严重糖尿病慢性并发症,如肾脏病变(Ⅲ期以后)、神经病变、急性心肌梗死、脑血管意外(卒中)、肝肾功能不全、消耗性疾病、消瘦;④合并其他应激状态,如重症感染、

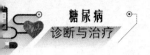

创伤、大手术等。

(3) 妊娠糖尿病或糖尿病妊娠及分娩。

(4) 全胰腺切除引起的继发性糖尿病。

胰岛素有何优点？有什么不良反应

　　人胰岛素因为和人体自身分泌的胰岛素结构完全相同，纯度高，局部过敏反应少，血糖控制稳定，不产生胰岛素抗体，所以更优于动物胰岛素。胰岛素治疗后最常见的不良反应是低血糖，与剂量过大、运动过度和饮食不当等有关。轻度的低血糖症常见的表现有出汗、饥饿感、手抖、面色苍白、虚弱无力、心跳加快、头昏等。严重的低血糖症可能出现昏昏欲睡，甚至失去知觉。对轻症者可立即吃些糖果、饼干等，对重症者应急送医院，并在医生指导下调整胰岛素的用量。此外，极少数患者可能还会出现胰岛素性水肿、局部脂肪增多、屈光不正等，而体重增加则是一个比较常见的不良反应。动物胰岛素可能还会引起脂肪营养不良、胰岛素耐药、胰岛素过敏等。

2型糖尿病患者注射胰岛素就不必吃药了吗？
如果需要与哪些降糖药合用为好

　　2型糖尿病患者，凡经过饮食控制、运动和足量药物治疗未能达到治疗目标者,均应使用胰岛素。非肥胖的2型糖尿病患者,B细胞功能差,对胰岛素较为敏感,故只要磺脲类药物疗效差,就应该早期用胰岛素治疗,不必再试用二甲双胍或α糖苷酶抑制剂(拜糖平或倍欣)。肥胖型2型糖尿病更应强调减肥,应首先选用二甲双胍或拜糖平,如果空腹血糖仍然控制不佳,也可以开始用胰岛素治疗。但是2型糖尿病患者一旦用了胰岛素不是说不必吃药了,而是最好胰岛素加口服药物联合治疗。联合治疗可以降低磺脲类药物继发性失效引起的高血糖,同时可以减少胰岛素和口服降糖药用量及低血糖的发生,并且随着血糖降低,B细胞功能可以有部分改善,且可以避免单用胰岛素引起的高胰岛素血症和体重增加过多等副作用。

联合治疗方案:①非肥胖2型糖尿病患者,白天仍然用磺脲类药物(格列吡嗪、格列齐特等),晚上9~10时或早餐前加用中效胰岛素6~8 U,逐渐加量,每次增加2~4 U,当胰岛素增加至30~36 U时,血糖仍控制不满意者,应停用口服药物,全部换成胰岛素治疗。如果患者实在不愿意用胰岛素,可以联合使用二甲双胍或α-糖苷酶抑制剂,但是一旦发现疗效不佳,应尽早动员患者加用胰岛素治疗。②对2型糖尿病肥胖患者可在单用二甲双胍或二甲双胍和α-糖苷酶抑制剂的基础上,联合胰岛素治疗,胰岛素用法与上述相同,也可日间用两次中效或预混胰岛素,三餐中(后)加用二甲双胍或α-糖苷酶抑制剂。

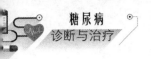

胰岛素有哪些种类和剂型？怎样应用

目前，我国常用胰岛素有动物胰岛素和人胰岛素两种。

它们的剂型有短效、中效、长效和预混胰岛素。动物胰岛素常用的是猪胰岛素，价格便宜，有 3 种剂型，包括①正规胰岛素(RI)：主要控制一餐后的高血糖，应在每餐前半小时注射，30 分钟起效，2～4 小时达到高峰，有效血药浓度维持 6 小时左右；②中效胰岛素(NPH)：主要控制两餐后高血糖，以第二餐为主，1～3 小时开始起效，6～12 小时达到高峰，有效血药浓度维持18～26 小时；③长效胰岛素(PZI)：3～8 小时起效，14～24 小时达到高峰，有效血药浓度维持 28～36 小时，主要提供基础水平胰岛素，如人胰岛素类似物(甘精胰岛素和地特胰岛素)。

人胰岛素目前只有短、中效两种剂型，主要生产厂家为丹麦的诺和诺德公司(其药名为诺和灵)和美国礼来公司(其药名为优泌林)。人胰岛素除了有短效(R)、中效(N)两种剂型以外，还有一种预混胰岛素(即预先将短效和一定比例的中效胰岛素混合)，产品有诺和灵(30R)和优泌林(30/70)(这两种产品均为30％短效＋70％中效的混合型)，也可有其他比例的混合，如40R(40％R＋60％N)、50R(50％R＋50％N)等。常用为每毫升40 U，每瓶 400 U。同时，这两家公司都开发了方便使用的笔芯胰岛素，可直接装在胰岛素"笔"型注射器使用(诺和公司生产的叫诺和笔，礼来公司生产的叫优伴)，每支为 300 U。近年来，又有一种新型的快速超短效胰岛素(如赖脯胰岛素、门冬胰岛素等),可于进餐时注射,持续药效约 4 小时。以后还有望推出口服胰岛素或经鼻喷用的胰岛素剂型。

如何确定注射胰岛素的初始剂量?
具体如何分配

胰岛素治疗主要分为补充治疗和替代治疗两种。补充治疗主要用于 2 型糖尿病在饮食控制和口服药物治疗后,血糖控制仍欠佳者,应该联合胰岛素补充治疗,这种治疗方法已经在临床使用了十年左右。主要是在睡前加用中效胰岛素,白天仍然口服降糖药物,这种方法每天只注射一次胰岛素,操作简单、不需要住院,因此患者容易接受。具体方法如下:①继续口服降糖药物。②晚上 9~10 时,联合使用中效胰岛素,初始剂量为每千克体重 0.1~0.2 U。③根据空腹血糖调整睡前胰岛素剂量。④3 天调整 1 次,每次调整量为 2~4 U。⑤空腹血糖控制在 4~8 mmol/L(根据患者的个体情况进行调整)。⑥如果注射胰岛素剂量达到 14 U 左右,改为早、晚 2 次注射,早上用量 2/3,晚上用量1/3。⑦胰岛素一天剂量超过 30~36 U,说明 B 细胞功能较差,应停用磺脲类药物(格列吡嗪、格列齐特、糖适平等)。

胰岛素替代治疗主要用于内生性胰岛素绝对缺乏的糖尿病患者,包括 1 型糖尿病和 2 型 B 细胞功能衰竭的患者,治疗上以胰岛素治疗为主。对 2 型糖尿病,当 B 细胞胰岛功能很差,胰岛

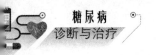

素补充治疗剂量较大时,可全部改为胰岛素替代治疗。但是由于大部分2型糖尿病患者存在胰岛素抵抗,因此胰岛素剂量用量可能较大,为了避免高胰岛素血症,可以联合使用胰岛素增敏剂或α-糖苷酶抑制剂协助降低血糖,减少胰岛素用量。

替代治疗方案中使用的胰岛素有两类:一类为短效胰岛素或胰岛素类似物,目的是模拟进餐后的胰岛素分泌;另一类是中效胰岛素,模拟人体生理性的基础胰岛素分泌。治疗方法有以下4种。

(1) 每天注射2次:早餐前和晚餐前注射2次预混(30R)胰岛素或自行混合的短效＋中效胰岛素,起始剂量为每千克体重0.7～0.8 U。早餐前占全天剂量的2/3,晚餐前占全天剂量的1/3。若自行混合,短效/中效为1:2,这种方法适用于尚存一小部分胰岛功能的1型和2型糖尿病患者。

该方法的缺点是由于每天仅在早、晚餐前注射预混或自行混合胰岛素,当早餐后晚餐后2小时血糖控制达到目标时,极易出现下一餐前低血糖(如中餐前),原因是预混胰岛素的中效胰岛素注射后1小时开始起效,5～6小时即开始达到峰值,加上早餐前短效胰岛素的残余作用,使得血中胰岛素浓度过高,导致中餐前和睡前容易出现低血糖。解决办法是可以让患者早餐后2小时小量加餐。由于午餐前没有注射胰岛素,仅仅靠早餐前预混胰岛素中的中效胰岛素来控制,因此部分患者午餐后血糖可能较难控制。解决办法是让患者将午餐分餐,或联合使用α-糖苷酶抑制剂。所以该方法最好用于有一定胰岛功能的患者。

(2) 每天注射3次:早餐前、午餐前注射短效胰岛素,晚餐前注射短效＋中效自行混合胰岛素。

(3) 每天注射 4 次:早、中、晚三餐前使用短效胰岛素,睡前(21～22 时)使用中效胰岛素,这是临床上常用的治疗方法。它能更好地模拟生理性胰岛素分泌模式。

(4) 每天注射 5 次:早餐前使用短效＋中效胰岛素,中餐前使用短效胰岛素,晚餐前使用短效胰岛素,临睡前使用中效胰岛素。该方法是最符合生理性分泌模式的方案。

短效和中效胰岛素方案怎样改为预混胰岛素

短效＋中效(R＋R＋R＋N)胰岛素治疗准备改为预混胰岛素时,须将每日胰岛素剂量相加,得到每日的总剂量,然后将总剂量的 2/3 用于早餐前 30 分钟注射,1/3 用于晚餐前 30 分钟注射,然后根据血糖水平进一步调整胰岛素剂量。

可取哪些部位进行胰岛素注射?
有哪些注射方式可供选择

可用于胰岛素注射的身体部位有 7 个:两上臂外侧、脐周、两大腿前外侧、臀部两侧。不同注射部位对胰岛素的吸收速度不同,腹部皮下注射吸收最快,上臂外侧和大腿前外侧次之,臀部吸收最慢。注射方法均为皮下注射。如果长期在一个部位注射

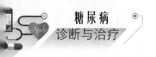

胰岛素会导致局部皮肤硬结、皮下脂肪坏死等。因此,每次应在不同部位依次轮流注射。以前只能用 1 ml 注射器自己抽取胰岛素进行皮下注射,现在有了比较方便、易于使用的胰岛素笔,省去了抽取胰岛素的麻烦。

用注射器注射胰岛素时,胰岛素单位怎么换算成毫升

以前注射胰岛素多用一次性 1 ml 注射器。1 ml 胰岛素等于 40 U 胰岛素,所以国产 1 ml 注射器每一小格(0.1 ml)为 4 U 胰岛素。现在主要用美国 BD 公司的进口 1 ml 注射器,每一小格为 1 ml 胰岛素,使用这种注射器胰岛素剂量调节更准确。

现在有没有市售口服胰岛素

现在市场上还没有可供口服的胰岛素。因为胰岛素是一种蛋白质,当进入胃和十二指肠时,胃酸和肠道内的蛋白酶就会将胰岛素破坏,使其变性和分解而失去活性。因此,胰岛素必须注射给药。国外正在研究将胰岛素包在特殊的不被胃液消化的材料中制成口服用药的剂型,但尚未成功上市。所以,市场上吹嘘的含有植物胰岛素的营养品,均存在夸大成分。

何时可将胰岛素改为口服药物治疗

如果 2 型糖尿病患者的胰岛素用量为每千克体重 0.3 U 以下或每天 20～24 U,而且胰岛功能检查显示有一定量的胰岛素分泌,这些患者可以尝试改为口服药物治疗。但是对于成人隐匿性自身免疫糖尿病(LADA),尽管早期口服降糖药物有效,但是建议患者还是用胰岛素治疗,以减缓 B 细胞破坏,保存现有的胰岛功能。

糖尿病酮症酸中毒的治疗原则是什么

糖尿病酮症酸中毒的治疗原则如下。

(1) 补液:补液是抢救糖尿病酮症酸中毒(DKA)首要的、极其关键的措施。通常大量饮水同时静脉使用生理盐水或平衡液,当血糖降至 13.9 mmol/L 时可改 5% 的葡萄糖液加胰岛素治疗。

(2) 静滴胰岛素:小剂量(速效)胰岛素治疗方案具有简便、有效、安全,较少引起脑水肿、低血糖、低血钾等优点。一般每小时每千克体重 0.1 U 胰岛素加入生理盐水中持续静滴,血糖下降速度一般为每小时 4～6 mmol/L。

(3) 补钾:糖尿病酮症酸中毒患者体内有不同程度缺钾,但因失水量大于失盐量,治疗前血钾水平不能反映体内缺钾程度,往往

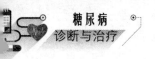

在输液、胰岛素治疗后 4～6 小时,血钾明显下降。治疗过程中需监测血钾水平和随访心电图,并结合尿量调整补钾的量和速度。

(4) 纠正酸中毒:轻症患者经补液和胰岛素治疗后,酸中毒可逐渐纠正,不必补碱。当动脉血 pH 降低至 7.1 时,有抑制呼吸中枢和中枢神经功能,诱发心律失常的危险,故须给予相应补碱纠酸治疗。

(5) 去除诱因和防治并发症:如休克、严重感染、心力衰竭、脑水肿都是致死的原因,应着重预防,尽早发现和治疗。

糖尿病酮症酸中毒应注意复查哪些指标? 何时可停止补液

糖尿病酮症酸中毒的患者应注意每天查血糖、血酮、尿酮、血电解质、动脉血气分析、肾功能等指标,了解血 pH、血糖、电解质、肾功能等情况,防止出现严重的酸中毒、电解质紊乱、肾衰等。当患者神志转清,呕吐等症状好转、能进食,尿酮转为阴性后,血糖<13.8 mmol/L 时可停止补液及静滴胰岛素,改用皮下注射胰岛素。

糖尿病非酮症性高渗性昏迷的治疗原则是什么

糖尿病非酮症性高渗性昏迷的治疗原则如下。

(1) 尽快补液:首先尽快补液以恢复患者的血容量,纠正水和电解质紊乱。24 小时补液量可达 6 000～10 000 ml。若患者有休克或收缩压持续低于 80 mmHg,除开始补等渗液外,还应间断输血浆或全血。如无休克或休克已经纠正,在输入生理盐水后血浆渗透压高于 350 mmol/L,血钠高于 155 mmol/L 时,可考虑输入适量低渗溶液。经输液血糖下降到 16.7 mmol/L 或以下,即可改为 5%葡萄糖液。

(2) 胰岛素治疗:与酮症酸中毒相同,非酮症性高渗性昏迷患者可给予小剂量胰岛素静滴,但此类患者对胰岛素较敏感,所需胰岛素的量较酮症酸中毒患者少。

(3) 纠正电解质紊乱,补钾要更加及时:补液或利尿。

(4) 治疗并发症:各种并发症特别是感染往往是患者死亡的原因。因此,对各种并发症一开始就必须十分重视,特别是感染一开始就应予大剂量有效的抗生素治疗。密切注意病情变化,及早发现,及时处理。

糖尿病自我监测

为什么糖尿病患者要做自我监测

(1) 糖尿病患者自我监测是调整治疗方案的重要依据。通过有效的糖尿病监测,可以了解血糖以及其他导致血管病变的危险因素(血压、血脂、体重等)情况,以便及时与医生沟通、了解病情,调整药物、膳食和活动,使患者的内环境尽量保持在理想的状态,减少并发症的发生。

(2) 糖尿病患者自我监测是一种自我管理的手段。通过糖尿病监测,可以了解日常生活中与饮食、情绪、运动相关的血糖变化,有利于加深患者对糖尿病状态的理解,增强对保持稳定血糖的信心,从而成为自我管理的重要手段。

糖尿病患者要监测哪些内容

在临床症状方面,要密切观察症状以及体征的变化。"多饮、多食、多尿和体重减轻"的症状好转,说明病情已逐步得到控制。相反,症状加重,说明病情控制欠佳,甚至恶化,应及时就医。出现心慌、饥饿感、出冷汗、头昏等,说明可能有低血糖发生,有条件应立即检测血糖,根据情况尽快进食糖水、糖果、饼干、面包等,但是那些用阿卡波糖来控制血糖的患者一旦出现低血糖,只能用葡糖糖来应急或去医院就医,因为这些患者进食上述食品可能无法纠正低血糖。

糖尿病患者的定期检查是很重要的,有助于监控病情,为药物的使用提供依据,增加药物的疗效,减少不良反应(低血糖等),同时可以及时发现并发症。因此,糖尿病患者应该每周检测1次血压,定期检查心脏大小、心率、心律,下肢动脉搏动情况,皮肤改变、腱反射、皮肤触觉、痛觉、温度觉等。在化验方面,每3个月需检查1次糖化血红蛋白,1年至少检查1次血脂、尿蛋白、肾功能、眼底、动脉彩超、心电图等,以便及早发现糖尿病微血管和大血管病变,及时予以相应的治疗。

糖尿病患者如何自我检查尿糖？
其准确性如何

以往尿糖检查多采用将班氏试剂加入尿液中,加热后观察试剂变色以及沉淀来粗略判断尿糖的多少。目前,尿糖的自我检测均用尿糖试纸,用比色法来判定尿糖的多少。需强调的是,尿糖的自我检查结果只能作为参考,因为①试纸与尿液接触时间的长短可以影响尿糖结果;②病程长的糖尿病患者,尤其伴有糖尿病肾脏病变的患者,由于肾糖阈的升高,此时尿糖反映的水平往往低于实际血糖水平;③尿糖反映测定前几个小时前的平

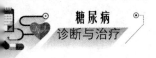
均血糖水平,而不是测定当时的血糖水平;④糖尿病伴有自主神经病变的患者,常常不能排空膀胱里的尿液,其尿中可能包括更早期的尿液,因此测定的尿糖不能反映当时的血糖情况;⑤正常人的肾糖阈是10 mmol/L,因此血糖低于 10 mmol/L 时尿糖均表现为阴性;⑥妊娠、老年人肾糖阈有改变,尿糖不能准确反映血糖水平。因此,尿糖测试方法已逐渐被淘汰,但是对于经济有困难的患者,还是有一定参考价值的。

糖尿病患者怎样使用快速血糖仪 检测自己的血糖

利用血糖仪进行的毛细血管血糖监测能反映实时血糖水平,评估餐前和餐后高血糖以及生活事件(饮食、运动及情绪应激等)和药物对血糖的影响,发现低血糖,有助于为患者制定个体化生活方式干预和优化药物干预方案,提高治疗的有效性和安全性,是糖尿病患者日常管理重要和基础的手段。

用血糖仪测定手指血糖的方法如下。

(1) 测试前的准备:准备采血工具、血糖仪和血糖试纸,应严格按照血糖仪操作说明书的要求进行操作,并在血糖仪产品适宜的操作温度范围内进行测量;清洁采血部位(如指腹侧面),可用肥皂和温水将手(尤其是采血部位)洗干净,并用干净的餐巾纸或棉球擦干;清洁后将采血部位所在的手臂自然下垂片刻,然后按摩采血部位并使用适当的采血器获得足量的血样,切勿以挤压采血部位获得血样,否则组织间液进入会稀释血样而干扰血糖测试结果。

(2)测试中的要求:建议一次性吸取足量的血样量(某些满足二次加样设计的血糖仪可以允许吸二次血样);在测试中不要按压或移动血糖试纸、血糖仪等。

(3)测试后的要求:记录血糖测试结果,如果测试结果可疑,则建议重新测试一次。若仍有疑问,则应咨询医护人员或与血糖仪产品厂家联系。在确定原因和咨询医护人员前,请务必不要更改当前的糖尿病治疗方案;取下测试用的血糖试纸,并与针头一起丢弃在适当的容器中;将血糖测试用品(血糖仪、血糖试纸、采血器等)存放在干燥清洁处。

自我血糖监测适合于哪些人群

糖尿病患者均应进行自我血糖监测,尤其是 2 型糖尿病药物调整初期、1 型糖尿病、胰岛素注射次数多、应用胰岛素泵、血糖高的妊娠妇女、对低血糖反应低、平时血糖波动大的患者。对控制稳定的 2 型糖尿病,可以减少检测次数,监测血糖可以帮助医生和患者调节药物剂量,也便于了解食物对血糖的影响。

多长时间测一次手指血血糖为宜

监测血糖频率要因人而异,应根据患者不同的治疗方案以

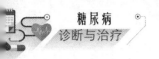

及血糖控制情况选择不同的监测频率。糖尿病患者要明确自己目前的治疗方案，是注射胰岛素还是口服药物治疗。如果是注射胰岛素，一天打几针，打什么剂型也要心中有数，比如对于基础胰岛素治疗患者（如睡前一次甘精胰岛素注射治疗）可每周监测3天空腹血糖，每2～4周复诊1次，复诊前1天加测包括三餐后2小时及睡前共5个时间点的血糖谱。而对于每日两次预混胰岛素治疗患者，可每周监测3天的空腹血糖和晚餐前血糖，其他同前。

对于非胰岛素治疗的患者一般可每1～2周抽查3天的血糖，比如周一监测早餐前后血糖，周三监测午餐前后血糖，周六监测晚餐前后血糖。

简单来说，对于血糖控制较稳定的患者，血糖监测的间隔时间可以较长，但对于近期血糖控制不佳、波动大，使用胰岛素治疗，近期有低血糖发生等的患者，应增加监测频率。

血糖仪测定的手指血血糖准确吗？检测结果与静脉血糖检测结果有什么不同

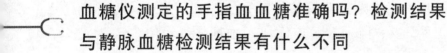

通常血糖仪采用毛细血管全血葡萄糖，而实验室检测的是静脉血清或血浆葡萄糖，采用血浆校准的血糖仪检测数值空腹时与实验室数值较接近，餐后或服糖后毛细血管葡萄糖会略高于静脉血糖，若用全血校准的血糖仪检测数值空腹时较实验室数值低12%左右，餐后或服糖后毛细血管葡萄糖与静脉血浆糖

较接近。由于末梢毛细血管是动静脉交汇之处,既有静脉血成分,也有动脉血成分,因此其血样中葡萄糖含量和氧含量与静脉血样是不同的。

糖尿病患者一定会发生尿毒症、失明或截肢吗

　　前面提到了糖尿病的多种晚期严重并发症,如肾病久了可致尿毒症,眼病厉害了可致失明,"老烂脚"要截肢才能保住生命等,这一切听起来非常可怕。其实,并非每个糖尿病患者都会发生这种严重情况,只要能做到血糖长期理想控制,这些并发症的发生还是可以避免的。目前,国外完成的两项大型研究——对1型糖尿病患者为期5年的糖尿病控制与并发症试验(DCCT)研究和针对2型糖尿病患者为期10年的英国前瞻性糖尿病研究(UKPDS)都明确表明,强化血糖控制可使糖尿病微血管并发症(包括肾病、眼病、神经病变等)发生率大大降低,使糖尿病大血管并发症(心肌梗死等)发生率也降低16%之多,白内障摘除率下降24%,视网膜病变恶化减少21%,尿微量蛋白异常的比例也减少了33%,而出现血肌酐增加1倍(肾功能衰竭)的情况更是减少了60%。以上确凿的研究数据表明,糖尿病患者下定决心维持血糖的稳定,同时控制血压、降低血脂等危险因素,是可以避免上述可怕并发症出现的。

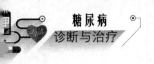

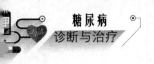

糖尿病会影响患者的寿命吗

因为糖尿病是一种慢性终身性疾病，罹糖尿病后，如果血糖长期不能得到有效控制，那么就会危害到心、脑等大血管和肾、眼、神经等微血管，使不少患者因为严重的并发症而死亡。我国糖尿病死亡的主要原因是心、脑血管并发症，即心肌梗死、心源性猝死或中风，还有少数死于足病、尿毒症和酮症酸中毒、高渗等急性并发症，这些并发症确实会影响患者的寿命。但是，若能坚持饮食控制和锻炼，配合医生用药，戒除吸烟等不良生活习惯，使血糖稳定控制（空腹血糖在 7.0 mmol/L 以下，餐后 2 小时血糖在 10.0 mmol/L 以下，HbA1c<7%），那么就可以大幅度降低严重并发症的发生率，保持良好的生活质量，像正常人一样健康长寿。

糖尿病患者的血糖控制到什么水平属最佳

平时在门诊经常听患者这样议论："你的餐后血糖只有 4.9 mmol/L，很好！"或是问医生："我的血糖怎么又高了？上次 6.5，这次到了 7.3，太高了！"而有的人血糖降到 10 mmol/L，即心满意足了。那么，到底血糖控制到什么水平属最佳呢？这个问题还是应该建立在长期的临床研究和科学分析之上才能回答。

上文提到,国外 DCCT、UKPDS 等大型研究证实了严格控制血糖可减少慢性并发症发生。此后,多项有关 2 型糖尿病的国际多中心临床试验也进一步证实了血糖控制对慢性并发症的益处。基于循证医学资料,中华医学会糖尿病学分会(CDS)提出了 2 型糖尿病的血糖控制目标:空腹血糖:4.4~7.0 mmol/L,非空腹血糖 10 mmol/L,糖化血红蛋白<7.0%。CDS 同时指出要根据患者的年龄、并发症的不同情况由医生给出个体化的控制目标。

糖尿病与血脂异常

糖尿病患者血脂异常危害有多大

　　血脂异常是糖尿病患者常见的伴随症状,特别是体形肥胖的糖尿病患者。由于血脂异常是动脉粥样硬化等血管病变的危险因子,它可使糖尿病患者血黏度增高而发生动脉粥样硬化、血栓形成等,最后致使冠心病、心肌梗死、卒中和下肢血管栓塞的风险大大增加。因此,对糖尿病患者来说,为了预防和减少血管并发症的发生,单单控制血糖是不够的,降低血脂也同样重要。

糖尿病患者血脂异常分哪几种类型

　　糖尿病患者的血脂异常包括以下三种类型:①高甘油三酯血症:以血甘油三酯(TG)和极低密度脂蛋白(VLDL)升高为主。②高胆固醇血症:以总胆固醇(TC)和低密度脂蛋白胆固醇(LDL-C)升高为主,LDL-C升高越来越被证实有病理意义,特别是小而密的LDL-C。研究表明,它是糖尿病并发动脉粥样硬化和冠心病的独立危险因子。③高密度脂蛋白胆固醇(HDL-C)降低:多合并TG或TC升高,但也有无TG或TC升高而仅有

HDL-C 减低的情况。近几年的流行病学和临床研究表明，HDL-C 减低也是糖尿病并发症发生的危险因素。④混合型高脂血症：兼有 TG、TC 升高和(或)HDL-C 降低。

糖尿病患者血脂异常可用什么药物治疗

糖尿病血脂异常可根据升高或降低的血脂成分类型分别应用调脂药物，当然限制饮食中的饱和脂肪、反式脂肪和胆固醇摄入是治疗的基础。

(1)高甘油三酯血症：首选纤维酸衍生物类，即贝特类。包括非诺贝特、吉非贝齐和苯扎贝特等。这类药物可使 TG、LDL-C 降低，还能使 HDL-C 升高。这类药物不良反应轻微，仅 1%～3%患者服药后有恶心、腹部不适的反应。此外，烟酸衍生物(阿昔莫司)也有降低 TG、升高 HDL-C 的作用。

(2)高胆固醇血症：首选 HMGCoA 还原酶抑制剂，即他汀类。如阿托伐他汀(立普妥)、瑞舒伐他汀(可定)、普伐他汀(普拉固、普伐他汀)、辛伐他汀(舒降之)、氟伐他汀(来适可)、洛伐他汀等。这类药皆为每日服用 1 次，用药方便，可明显降低 TC、LDL-C，是降低 LDL-C 最有效的药物。患者对此类药物耐受性好，仅极少数患者用他汀治疗后出现转氨酶(GPT)升高，或出现肌肉疼痛等肌炎反应。

但需要注意的是，当他汀类与贝特类合用时，肌炎发生率会增加，一般两者不同时使用。此外，依折麦布、胆酸螯合剂如考

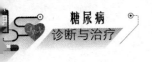

来烯胺等也有降低胆固醇的作用。

(3) 混合型高脂血症:应针对主要的血脂异常组分选择调脂药物。当 TG/LDL-C 和 TC 都升高时,先使用他汀类药物,把可 LDL-C 控制到目标水平。当 TG>5.6 mmol/L 时,应该在生活方式干预的基础上先选用降低 TG 的药物,如贝特类、烟酸衍生物等,减少急性胰腺炎的发病风险。

糖尿病患者血脂应控制在什么水平以下

根据我国 CDS 颁布的 2 型糖尿病防治指南,应该达到以下目标。

(1) LDL-C(mmol/L):未合并冠心病<2.6,合并冠心病<1.8。

(2) TG(mmol/L):<1.7。

(3) HDL-C(mmol/L):男性>1.0,女性>1.3。

糖尿病与高血压

高血压对糖尿病患者有什么危害

　　糖尿病和高血压都是最常见而相关的内科疾病。目前,我国糖尿病患者已达 9 240 万人以上,其中 90％以上为 2 型糖尿病。在糖尿病死亡者中,约 80％死于心、脑、肾等慢性并发症,冠心病及心肌梗死的患病率是非糖尿病群体的 2 倍,而这些并发症的发生除了与血糖控制有关外,其中高血压是一个关键的危险因素。与非糖尿病群体相比,糖尿病患者发生高血压的比例要高出 1.5～2 倍。糖尿病高血压对心、脑、肾的损害程度远大于单纯原发性高血压或单纯糖尿病患者。并发高血压的糖尿病患者极易发生以下疾病。

　　(1) 卒中:高血压是糖尿病患者发生中风的主要危险因素。其中脑梗死较脑溢血为多。轻者可有头晕、嘴歪、手脚无力,重者出现半身不遂、肢体瘫痪,甚至死亡。

　　(2) 冠心病及高血压性心脏病:患者常感到胸闷、胸口痛、心慌气短、透气困难,最终因并发心力衰竭,心肌梗死、心源性休克而致死。

　　(3) 肾脏病变:为伴有高血压的糖尿病患者较常见的并发症,可出现尿中泡沫增多、眼睑水肿、腿肿,晚期可因代谢废物不

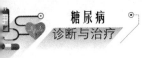
能排出,最终导致尿毒症,发展为需终身透析治疗。

(4) 眼底病变:常有视疲劳,视物模糊,眼前有小虫飞舞感,严重者可致失明。

(5) 周围动脉硬化及烂脚:可有手脚麻、发紫、肿胀、破溃等。

糖尿病患者的高血压用什么药物治疗最佳

在糖尿病合并高血压的患者中,所有抗高血压药物降低血压的疗效相当。然而,对大多数的患者而言,一种药物不足以将血压降到理想水平,联合用药既可增加疗效又可减少不良反应。下面就常用的几类降压药物对糖尿病患者治疗的优缺点做以分析。

(1) 利尿剂:小剂量氢氯噻嗪通过利尿作用保持肾功能,无明显血糖、血脂代谢紊乱,可用于伴有糖尿病的高血压患者。但该类药物可升高胆固醇、甘油三酯及尿酸,引起低钾,故不宜首选。常与其他降压药物配合应用可达到理想降压目的,对防止糖尿病的严重并发症有好处。

(2) β受体阻滞剂:如普萘洛尔、阿替洛尔等,长期应用对糖代谢产生不利的影响,可掩盖低血糖时心慌、出汗的症状,还可使甘油三酯升高、高密度脂蛋白下降。有支气管哮喘、呼吸道阻塞性疾病者禁用。故不适合糖尿病合并高血压的患者使用。

(3) 钙离子通道阻断剂:如硝苯地平、尼群地平、氨氯地平等,由于它们并不影响胰岛素的敏感性及血脂水平,降压作用较强,因而在糖尿病高血压时常应用此类药物。

(4)血管紧张素转换酶抑制剂(ACEI):如卡托普利(开搏通)、贝那普利(洛汀新)、福辛普利(蒙诺)等。由于这类药物不降低胰岛素的敏感性,也不引起血脂变化,而且可以防止和延缓糖尿病肾病的发生和发展,减少蛋白尿。因此,可以作为糖尿病肾病及糖尿病高血压的首选药物。但肾功能不全者需慎用,一般不与保钾利尿剂同用。由于这类药物会引起干咳,因此临床应用受一定限制。

(5)血管紧张素Ⅱ受体拮抗剂:如科素亚,其作用效果与ACEI相同。不良反应较少,不引起干咳。临床已作为2型糖尿病高血压及糖尿病肾病的一线用药。

(6)α受体阻滞剂:哌唑嗪等除有降压作用外,可能还有降血脂的作用,很适合于伴有糖尿病的高血压患者。但这类药物易发生体位性低血压及一过性昏厥,老年人应用时需小心。

总之,降压药物选择时应综合考虑疗效、心肾保护作用、安全性和依从性以及对代谢的影响等因素。降压治疗的获益主要与血压控制本身有关。目前公认糖尿病高血压患者应首选血管紧张素转换酶抑制剂和血管紧张素Ⅱ受体阻滞剂。这两类药物不仅能降低血压,还有减少尿蛋白、保护肾功能、逆转肾损害的作用。但由于糖尿病高血压患者的血压往往很难用一种降压药物控制使之达到理想水平,因而可考虑联合应用钙拮抗剂、小剂量利尿剂或α受体阻滞剂等。

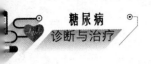

糖尿病患者的高血压治疗目标
与一般高血压患者一样吗

目前,我国将收缩压≥140 mmHg 和(或)舒张压≥90 mmHg诊断为高血压。糖尿病患者常常有高血压,两种病合并存在是加速心、脑、肾血管严重疾病发生发展的重要原因,因此防治糖尿病的同时不可忽视高血压的控制。这有两种情况:一种是高血压作为糖尿病的一种大血管并发症而出现;另一种是原发性高血压。现在十分明确的是,原发性高血压是糖尿病发病的危险因素之一,也就是说,原发性高血压患者很容易罹患糖尿病。最新研究表明,糖尿病高血压患者舒张压控制在 80 mmHg 时,对心、脑、肾的损害和心血管疾病的预防作用要比控制在 90 mmHg 时好 1 倍。因此,糖尿病患者血压还是控制在较低的水平为好。专家建议,收缩压宜控制在 130 mmHg,舒张压宜控制在 80 mmHg 或以下。

为什么对糖尿病患者血压控制应更严格

2 型糖尿病患者高血压的患病率为 20%～40%,与非糖尿病患者相比,糖尿病患者发生高血压的比例要高出 1.5～2 倍。许多患者甚至在糖尿病出现之前多年的高胰岛素血症阶段就已有高血压。有报道,糖尿病患者罹患高血压的高峰比正常人提前10年,且随糖尿病病情发展,血压不断升高,60岁以上的糖尿病患者60%～100%有不同程度的高血压,这表明高血压的发生对随后发生糖尿病确有某种程度的预测作用。糖尿病高血压对心、脑、肾的损害程度远大于单纯原发性高血压或单纯糖尿病。糖尿病合并高血压患者控制使得血压水平低于130/80 mmHg,可以防止糖尿病高血压患者因过早罹患心血管病而死亡。因此,糖尿病患者血压的控制更应严格。1999年,世界卫生组织国际高血压学会关于高血压的处理指南规定:凡是有糖尿病的高血压患者都应视为高危或极高危人群,其后10年内发生心血管事件的危险性为20%～30%,应与重度高血压(≥180/110 mmHg)同等视之,一经发现,必须立即服用降压药物治疗,使血压控制在理想水平。

糖尿病患者降血压治疗与降血糖治疗一样重要吗

在回答这个问题之前,我们先看看英国糖尿病中心的一项关于观察严格控制糖尿病患者的血压,能否减少糖尿病并发症的研究。结果发现,严格控制血糖能降低糖尿病各种临床相关并发症(如冠心病、心肌梗死、卒中等)的危险性为12%;而严格控制血压则能降低24%,表明严格控制血压的潜在临床意义在某种程度上超过了强化血糖控制。另外,高血压和糖尿病为什

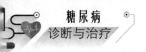

么容易并存？它们之间是否存在某种必然的联系？多年来，糖尿病学家们发现，高血压人群血糖水平比血压正常人群高，胰岛素水平也较后者高。胰岛素本是降血糖的激素，一个人胰岛素水平高，血糖水平也高，也就是说高血压人群胰岛素降血糖的能力出了问题，使机体对胰岛素的作用发生了抵抗而出现了血糖升高，所以，可以说高血压和高血糖对糖尿病患者的意义是等同的。这样看来答案就很明了了，糖尿病患者降血压治疗与降血糖治疗同等重要，在严格控制血糖的同时，也要将血压控制在目标水平。

糖尿病患者为什么要不吸烟、少饮酒

吸烟能促进动脉硬化，与高血压、冠心病、卒中的发病密切相关。吸烟可以引起胰岛素抵抗和胰岛 B 细胞的损害，从而易患糖尿病。研究者发现，每天吸烟超过 30 支者患糖尿病的可能性比不吸烟者大 4 倍，每天吸烟在 20 支以下者患糖尿病的可能性比不吸烟者升高了 88%。吸烟又可以加重糖尿病患者的肾功能损害，可引起男性患者勃起功能障碍。故糖尿病患者不应吸烟。

所有的酒都含有一定量的乙醇（酒精），而酒精在体内要由肝脏来解毒。糖尿病患者由于糖代谢紊乱，不能像正常人那样在肝脏内储存葡萄糖，所以肝脏解毒能力较差。糖尿病本身能引起糖尿病性肝病，酒精会加重肝病变，如可引发脂肪肝等，严重者可导致肝硬化。过量饮酒可以发生高血脂,加速糖尿病患者的高血压及动脉硬化的发生和发展。过量饮酒还会抑制肝糖原的分解,出现低血糖并掩盖低血糖症状而对患者不利。此外,长期饮酒还可能导致肠道营养物质吸收障碍,造成相应的营养物质及维生素缺乏,因此,糖尿病患者最好不饮酒。但也有人认为,适量饮酒有助于增加所谓的"好胆固醇"——高密度脂蛋白胆固醇的含量,并有助于减少血管阻塞,降低患心脏病的危险。因此,轻型患者而又有饮酒嗜好的,只能少量饮用酒精浓度低的啤酒、果酒,并且避免空腹饮用。但重症糖尿病合并肝胆疾病者,尤其正在使用胰岛素和口腹降糖药物的患者,一定要严禁饮酒。

糖尿病与肥胖

糖尿病与肥胖有什么关系

　　一般人有这样的感觉,胖的人容易罹患糖尿病,糖尿病是一种"富贵"病,是"吃"出来的病。应该说,这话有一定道理,肥胖与糖尿病的关系确实密切。大规模人群的流行病学调查发现,肥胖与糖尿病(尤其是 2 型糖尿病)常合并存在。肥胖的人常伴有胰岛素抵抗和糖耐量减低。

　　肥胖作为一个独立的病因是否能直接导致糖尿病,目前没有十分确切的依据,但可以肯定的是,肥胖至少是糖尿病的诱发和加重因素,是糖尿病的前奏。对肥胖型糖尿病进行减肥治疗是重要的治疗方法,特别是在发病早期,有效减肥可以获得显著乃至根治的效果。

　　尽管肥胖的人多同时有胰岛素抵抗,但并不是说有肥胖必然会发展为糖尿病。反过来说,2 型糖尿病患者并不一定伴有肥胖,而是他们中的大多数人(约 80%)常伴有肥胖体形或以前有肥胖的病史。肥胖也是糖尿病常见的伴发病或伴有疾病,两者往往同时存在,互相关联。但两者又不是绝对的因果关系,而分别是独立的疾病。

为什么肥胖是罹患糖尿病的前奏

　　肥胖者罹患糖尿病的比例高于体形正常的人。一般认为，肥胖程度越重，罹患糖尿病的可能性也就越大。肥胖患者糖代谢异常的发生原因主要就是"胰岛素抵抗"，肥胖者肝脏和肌肉等胰岛素靶组织对胰岛素的作用产生了抵抗，使正常浓度的胰岛素不能达到有效地促使血糖利用、转化及降低血糖的效果，而需胰岛分泌更多的胰岛素来代偿。另外，肥胖者还往往伴有血脂异常，这也可产生"脂毒性"作用而加重胰岛素抵抗并损伤胰岛功能。

肥胖的糖尿病患者易出现什么并发症

　　肥胖往往是糖尿病的前奏，可以加重糖尿病的代谢紊乱及慢性并发症。

　　(1) 微血管病变：肥胖的糖尿病患者蛋白尿(肾病)、视网膜病变(眼底病变)、腱反射消失(外周神经病变)等微血管并发症的发生率明显高于正常体形的糖尿病患者。

　　(2) 大血管病变：肥胖的糖尿病患者动脉硬化的发生率大大增加。由于高胰岛素血症的长期刺激，血管平滑肌增殖，血管壁脂质合成增加，大血管结构受损，波及范围广，但以冠状动

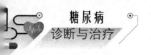

脉、脑动脉、下肢动脉最常受累。因此,该种类型患者发生心肌梗死、卒中和闭塞性动脉硬化症(足趾坏疽、老烂脚)的机会增多。

(3)高血压:肥胖可能是高血压的病因,也可能是高血压诱因,有糖尿病的肥胖患者伴发高血压的比例更高。

(4)肝胆疾病:易伴发胆结石、脂肪肝等。

减肥在糖尿病治疗中有何意义

减肥既是肥胖型糖尿病的一个主要治疗目标,也是治疗手段。对患者的糖耐量、慢性并发症及代谢紊乱意义重大。其原因是减肥会明显改善胰岛素抵抗情况,使胰岛素能正常发挥降糖作用;减肥的同时往往伴有血脂的改善,也可减轻"脂毒性"对机体的损害。

目前有哪些减肥方法

目前,不管是单纯型肥胖患者,还是伴有糖尿病的肥胖患者,减肥方法有以下 4 类。

(1)节制饮食:给予每天 1 000～1 500 kal 的低热量饮食,并限制脂肪类摄入。

(2)增加运动:坚持规律、舒缓的运动,每日运动时间不少于半小时,每周至少锻炼4日。一般在控制饮食2～3周后进行。

(3) 口服药物:目前疗效确切的药物有①二甲双胍,它同时有降血脂、抑制食欲、促进葡萄糖利用等作用,可帮助减轻体重;②脂肪吸收抑制剂,如奥利司他(赛尼可),可抑制肠中的脂肪酶,使肠道对摄食中的脂肪吸收减少。

(4) 手术治疗:若上述方法效果不佳,体形重度肥胖(BMI>35),可考虑采用手术治疗的方法,如袖状胃切除术、胃转流术等。经过近十余年的国内外临床实践证明,手术对单纯性肥胖或肥胖型的2型糖尿病治疗是安全有效的。

糖尿病与妊娠

什么是糖尿病合并妊娠

　　指已有糖尿病的患者怀孕后的一种状态。已有的糖尿病可以是 1 型，也可以是 2 型，依病情程度分为隐性糖尿病和显性糖尿病。隐性糖尿病患者无自觉症状且空腹血糖正常或偏高，但糖耐量试验异常，孕前未察觉，但妊娠期病情往往加重呈现为显性糖尿病。显性糖尿病患者有多饮、多食、多尿、消瘦等症状，血糖升高明显，已获得糖尿病的诊断。年轻的女性患者进入生育期会遇到这个问题。由于目前糖尿病的高发性，因此，建议所有准备生育的女性都进行糖尿病筛查。

　　消瘦、有酮症史、胰岛功能差的患者多为 1 型糖尿病、而体形胖、胰岛功能较好的患者多为 2 型糖尿病，尚有一部分遗传自母系的基因突变引起的特殊型糖尿病。

糖尿病患者妊娠时饮食应注意些什么

　　糖尿病患者妊娠期饮食控制十分重要，一部分糖尿病孕妇仅需饮食控制就能使血糖维持在正常范围。由于妊娠期孕妇除自身需要热量外尚需满足胎儿宫内生长发育,所以糖尿病孕妇每日热量摄入不宜限制过严。最理想的饮食为既不引起饥饿性酮症,又能严格限制糖类摄入量,以不致造成餐后高血糖。随孕期发展,饮食摄入量应不断增加。孕早期,糖尿病孕妇每日需要热卡与怀孕前相同,中晚孕期每日增多 1 225.2 kJ(300 kcal),一般在 7 531.2~10 041.6 kJ(每天 1 800~2 400 kcal)。每日总热量中糖类占 50%~55%,蛋白质占 25%,脂肪占 20%。患者可请营养科医生帮助制定饮食方案,主食应实行少量多餐,每日分 5~6 餐。饮食控制 3~5 天后监测八点血糖,即 0 点、三餐前半小时及三餐后 2 小时血糖水平和相应的尿酮体。如果饮食控制后空腹血糖及 0 点血糖超过 5.6 mmol/L,或餐后血糖超过 6.7 mmol/L,应及时加用胰岛素。

糖尿病患者妊娠后用药如何调整

　　妊娠的不同时期对糖尿病可产生不同的影响。妊娠早期,由于空腹血糖较非孕期低,加之早孕期存在恶心、呕吐等消化道反应,应用胰岛素治疗的糖尿病孕妇如果未及时调整胰岛素用量,部分患者可能会出现低血糖,严重者甚至可导致饥饿性酮症、酸中毒或低血糖性昏迷。孕早期胰岛素用量与非孕期相比,减少、相同及增加者各占 1/3 左右,说明糖尿病患者怀孕时病情复杂多变,胰岛素降糖方案治疗必须因人而异,及时调整。随着妊娠进展,胎盘分泌的激素拮抗胰岛素的作用增加,胰岛素用量

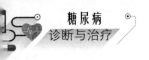

需要随之增加,否则血糖就会失控,影响母婴健康。

为何妊娠的糖尿病患者一定要用胰岛素

因为磺脲类等口服降糖药是通过作用于人体胰岛的 B 细胞,刺激残存 B 细胞的胰岛素分泌来降低血糖的。服用后不但作用于母体,同时也可能通过胎盘作用于胎儿,引起胎儿胰岛素分泌过多,可能导致胎儿流产、畸形或低血糖死亡。目前国内尚无口服降糖药用于孕妇的安全性证据。而注射人胰岛素仅对母体发生作用,不会对胎儿胰岛素分泌产生影响,所以目前国际及国内的糖尿病指南都建议,不管是哪种类型的糖尿病女性妊娠期,还是妊娠期糖尿病,除饮食控制和运动外,应选用胰岛素作为控制血糖的药物。

何谓妊娠期糖尿病

妊娠合并糖尿病包括孕前糖尿病(PGDM)和妊娠期糖尿病(GDM),PGDM 可能在孕前已确诊或在妊娠期首次被诊断。GDM 指妊娠期发生的糖代谢异常,妊娠期首次发现且血糖升高已经达到糖尿病标准,应将其诊断为 PGDM 而非 GDM。

妊娠期糖尿病的诊断标准是什么

目前指南推荐对 GDM 的诊断方法和标准如下。

(1) 推荐医疗机构对所有尚未被诊断为 PGDM 或 GDM 的孕妇,在妊娠 24～28 周以及 28 周后首次就诊时行口服葡萄糖耐量试验(OGTT)。

75 g OGTT 方法:OGTT 前禁食至少 8 小时,试验前连续 3 天正常饮食,即每日进食碳水化合物不少于 150 g,检查期间静坐、禁烟。检查时,5 分钟内口服含 75 g 葡萄糖的液体 300 ml,分别抽取孕妇服糖前及服糖后第 1、2 小时的静脉血(从开始饮用葡萄糖水计算时间),放入含有氟化钠的试管中,采用葡萄糖氧化酶法测定血糖水平。

GDM 的诊断标准:服 75 g 葡萄糖 OGTT 前及服葡萄糖后第 1、2 小时,3 项血糖值应分别低于 5.1 mmol/L、10.0 mmol/L、8.5 mmol/L。任何一项血糖值达到或超过上述标准即诊断为 GDM。

(2) 孕妇具有 GDM 高危因素或者医疗资源缺乏地区,建议妊娠 24～28 周首先检查空腹血糖(FPG)。FPG≥5.1 mmol/L,可以直接诊断 GDM,不必行 OGTT;FPG＜4.4 mmol/L,发生 GDM 可能性极小,可以暂时不行 OGTT。

FPG≥4.4 mmol/L,且＜5.1 mmol/L 时,应尽早行 OGTT。

(3) 孕妇具有 GDM 高危因素,首次 OGTT 结果正常,必要

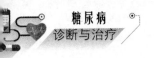

时可在妊娠晚期重复 OGTT。

(4) 妊娠早、中期随孕周增加 FPG 水平逐渐下降,尤以妊娠早期下降明显,因而妊娠早期 FPG 水平不能作为 GDM 的诊断依据。

(5) 未定期检查者,如果首次就诊时间在妊娠 28 周以后,建议首次就诊时或就诊后尽早行 OGTT 或 FPG 检查。

哪些人易患妊娠糖尿病

GDM 发生的主要危险因素:种族、糖尿病家族史、肥胖,以往有不明原因的死胎或新生儿死亡、前胎有巨大儿者、羊水过多症及孕妇年龄超过 30 岁等。以下是 GDM 高危人群。

(1) 肥胖女性尤其是严重肥胖者:这里的肥胖不仅指孕前肥胖,同时也包括怀孕后出现的体重增加过快。

(2) 以前明确诊断过妊娠期糖尿病或是生过巨大儿者:前次妊娠患过妊娠期糖尿病的部分女性,如果再次怀孕的话,发生妊娠期糖尿病的风险同样很大。以前生过巨大儿的女性,再次妊娠发生糖尿病的风险也是很大的。

(3) 出现过尿糖阳性者:尿糖阳性往往也是糖尿病的一个线索,可能提示糖代谢存在异常。当然,在诊断妊娠期糖尿病时,千万不能单纯以尿糖的升高作为诊断依据,因为尿糖检测本身容易受到许多因素的干扰而出现假阳性。因此发现尿糖有异常,一定要到医院进一步检查血糖等以明确诊断。

（4）患有多囊卵巢综合征的女性：多囊卵巢综合征的女性往往肥胖，同时存在胰岛素抵抗，而这都是糖尿病的高危因素。因此这些女性怀孕后一定要注意到医院进行妊娠期糖尿病的筛查，以免漏诊。

（5）有 2 型糖尿病家族史的女性：2 型糖尿病是一种多基因遗传性疾病，因此如果家族中有糖尿病患者，例如父亲或母亲患有糖尿病，那么毫无疑问，孩子身体内也带有糖尿病的易患基因，你比正常人患糖尿病的概率明显增加。因此如果家族中有糖尿病患者，怀孕前就要引起注意，进行血糖筛查，以早期发现糖尿病。如果已经怀孕，也要进行妊娠期糖尿病的筛查。

妊娠期糖尿病对胎儿及新生儿有什么影响

1. 对胎儿的影响

（1）巨大胎儿发生率高达 25％～40％。其原因是孕妇的血糖高了以后，葡萄糖可以通过胎盘转运，但胰岛素不能通过胎盘，使胎儿长期处于高血糖状态，刺激胎儿胰岛细胞增生，产生大量胰岛素，促进蛋白、脂肪合成使胎儿生长巨大。

（2）胎儿宫内生长发育迟缓的发生率增高。

（3）早产发生率增高，为 10％～25％。各种原因都可以引起早产，如羊水过多、妊娠期高血压、胎儿窘迫及其他严重并发症。

（4）胎儿畸形，如胎儿出现心血管异常、无脑儿、小脑畸形、脊柱裂、无肾、双子宫、肛门闭锁等先天性畸形的概率增加。

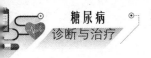

2. 对新生儿的影响

(1) 呼吸窘迫综合征:孕妇血糖升高时,多余的葡萄糖很容易透过胎盘到达胎儿体内,使胎儿发生高血糖,刺激胎儿体内胰岛素分泌增加,形成高胰岛素血症。高胰岛素血症导致胎儿肺成熟延迟,出生后易发生呼吸窘迫综合征。

(2) 低血糖:分娩后小宝宝脱离母体高血糖环境后,高胰岛素血症仍然存在,若不及时补充糖,会发生低血糖,严重可危及生命。

(3) 其他:如发生低钙血症、低镁血症、高胆红素血症、红细胞增多症等。

总之,妊娠糖尿病对胎儿及新生宝宝影响很大,其影响程度主要取决于血糖控制情况、糖尿病的严重程度及有无并发症等。

妊娠期糖尿病对母体有什么影响

妊娠糖尿病对于孕妇的影响有以下几个方面。

1. 对孕产期的影响

(1) 孕早期自然流产发生率增加,可达15%～30%。特别是血糖控制不佳的患者,高血糖可使胚胎发育异常甚至死亡。

(2) 妊娠糖尿病患者还易发生妊娠期高血压疾病,其发生率为正常妇女的3～5倍。如糖尿病并发肾脏病变时,妊娠期高血压病发生率就高达50%以上,而一旦并发妊娠期高血压,则病情极为复杂,将对母儿不利。

(3) 羊水过多的发生率较非糖尿病孕妇多10倍,其原因可能与胎儿高血糖导致胎尿排出增多有关。

（4）孕有巨大儿的发生率明显增高,巨大胎儿是指出生体重超过 4 kg 的宝宝。巨大儿可给产妇造成产伤、产程过长、剖宫产、产后出血或感染等。其原因是孕妇血糖高,血糖可以通过胎盘转运,而胰岛素不能通过胎盘,这使得胎儿长期处于高血糖状态,刺激胎儿胰岛 B 细胞增生,产生大量胰岛素,促进蛋白、脂肪合成和抑制脂肪分解作用,使胎儿趋于巨大状态。

（5）胎盘功能下降,严重时可发生胎盘功能异常、胎盘梗死、胎盘早剥等。GDM 可使胎盘发生血管狭窄、基底膜增厚、细胞异常凋亡等改变,从而影响胎盘的正常生长及功能的发挥,产生各种围产儿不良结局。

2. 对孕妇自身的影响

（1）患者抵抗力下降,易合并感染,如泌尿系感染。

（2）糖尿病本身的急性并发症,如酮症酸中毒等。该并发症是糖尿病孕产妇死亡的主要原因,发生在孕早期有致畸作用,发生在妊娠中晚期易导致胎儿窘迫及胎死宫内。

妊娠期糖尿病如何进行降糖治疗

大多数 GDM 孕妇通过生活方式的干预即可使血糖达标,不能达标的 GDM 孕妇应首先推荐应用胰岛素控制血糖。

（1）常用的胰岛素制剂及其特点

① 超短效人胰岛素类似物:门冬胰岛素已被我国国家食品

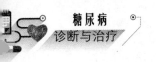

药品监督管理局(State Food and Drug Administration, SFDA)批准可用于妊娠期。其特点是起效迅速,药效维持时间短。具有最强或最佳的降低餐后血糖的作用,不易发生低血糖,用于控制餐后血糖水平。

② 短效胰岛素:其特点是起效快,剂量易于调整,可皮下、肌内和静脉注射使用。静脉注射胰岛素后能使血糖迅速下降,半衰期 5～6 分钟,故可用于抢救糖尿病酮症酸中毒(DKA)。

③ 中效胰岛素:是含有鱼精蛋白、短效胰岛素和锌离子的混悬液,只能皮下注射而不能静脉使用。其特点是起效慢,药效持续时间长,在 12～16 小时。一般睡前使用。

④ 长效胰岛素类似物:地特胰岛素也已经被 SFDA 批准应用于妊娠期,可用于控制夜间血糖和餐前血糖。

(2) 胰岛素应用时机:糖尿病孕妇经饮食治疗 3～5 天后,测定 24 小时的末梢血糖(血糖轮廓试验),包括夜间血糖、三餐前 30 分钟及三餐后 2 小时血糖及尿酮体。如果空腹或餐前血糖≥5.3 mmol/L,或餐后 2 小时血糖≥ 6.7 mmol/L,或调整饮食后出现饥饿性酮症,增加热量摄入后血糖又超过妊娠期标准者,应及时加用胰岛素治疗。

(3) 胰岛素治疗方案:最合生理要求的胰岛素治疗方案为基础胰岛素联合餐前超短效或短效胰岛素。应根据血糖监测结果,选择个体化的胰岛素治疗方案。

① 基础胰岛素治疗:选择中效或长效胰岛素睡前皮下注射,适用于空腹血糖高的孕妇。

② 餐前超短效或短效胰岛素治疗:餐后血糖升高的孕妇,进

餐时或餐前 30 分钟注射超短效或短效人胰岛素。

③ 胰岛素联合治疗：中效胰岛素和超短效或短效胰岛素联合，是目前应用最普遍的一种方法，即三餐前注射短效胰岛素，睡前注射中效胰岛素。由于妊娠期餐后血糖升高显著，一般不推荐常规应用预混胰岛素。

(4) 妊娠过程中机体对胰岛素需求的变化：妊娠中、晚期对胰岛素需要量有不同程度的增加，妊娠 32～36 周胰岛素需要量达高峰，妊娠 36 周后稍下降，应根据个体血糖监测结果，不断调整胰岛素用量。

妊娠期糖尿病如何控制饮食

糖尿病患者妊娠期饮食控制十分重要，一部分 GDM 孕妇仅需饮食控制即能维持血糖在正常范围。由于妊娠期孕妇除自身需要能量外，尚需满足胎儿宫内生长发育，所以糖尿病孕妇每日热量摄入不宜限制过严。最理想的饮食为既不引起饥饿性酮体产生，又能严格限制糖类摄入以不致造成餐后高血糖。因此，平衡膳食是妊娠期糖尿病患者控制好血糖和满足特殊营养需求的关键所在。

(1) 合理安排总热量，控制孕期体重增长。怀孕前 3 个月热量的需求与非妊娠时相似，妊中期、晚期根据中国居民膳食营养素参考摄入量，每日热能可增加 836.8 kJ（200 kcal），因为怀孕中期之后蛋白质的需要量也要增加，所以，增加的 836.8 kJ

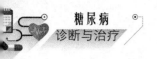

(200 kcal)热量可以这样搭配:主食 25 g,瘦肉25 g 以及牛奶 150 ml。整个孕期体重增长 10～12 kg 为宜。较理想的增长速度 为:妊娠早期增长 1～2 kg,妊中期及晚期每周增长 0.3～0.5 kg (肥胖者每周增长 0.3 kg)。

肥胖的孕妇,在妊娠期不要求减轻体重,只要求控制体重增 加的速度不要过快即可。

(2) 选择低血糖指数食物,降低餐后血糖负荷。首先要控制 碳水化合物的摄入量,即不要吃过多的主食和水果,主食的摄入 量一般控制在全天250～350 g。同时在食物的选择上也有讲究, 建议在精白米面中适当增加一点儿粗杂粮如杂粮米饭、玉米馒 头等,可以延缓餐后血糖的升高,但粗杂粮的比例不要太高,占 全天主食的1/3 即可。主食的摄入量不宜过低,否则不利于胎儿 生长,并易发生酮症。

(3) 提高蛋白质摄入比例,保证胎儿大脑发育。自怀孕后 6 个月开始,至出生后 1 岁半左右是胎儿大脑细胞发育的关键时 期。在胎儿大脑细胞发育过程中,蛋白质营养十分重要,因此, 中国营养学会建议怀孕早期每日蛋白质增加 5 g,中期增加 15 g, 晚期增加 20 g。应选择优质蛋白质至少 1/3 以上,包括牛奶、鸡 蛋、鱼虾、瘦肉等。

(4) 增加蔬菜,限制水果摄入。蔬菜体积大、热量低,是维生 素、无机盐以及膳食纤维的良好来源。每日蔬菜摄入量应达到 300～500 g,其中有一半为深颜色的蔬菜。水果营养丰富,妊娠 糖尿病孕妇可以适当选择。注意应选择甜度适中的水果,将各 种不同水果切成小块与黄瓜、西红柿搭配成水果拼盘,对于妊娠糖尿病患者来说是一个不错的选择。每次的摄入量应控制在150 g左右,全天可以吃1~2次。

(5) 脂肪摄入不宜过高,也不宜太严。坚果的营养价值较高,可以提供维生素E以及必需脂肪酸等,很多孕妇都有意识地每天吃一些核桃、花生、腰果等。但是坚果的脂肪含量也高,如果大量摄入,会导致肥胖,影响血糖控制。食用油的选择不宜单一,可购买小包装的食用油,轮换着使用不同种类的烹调油,在烹饪方法上宜多选择炒、蒸、焖、烩、炖,少用油煎、油炸等烹饪方法。

(6) 少量多餐,减少每一餐的血糖负荷。少量多餐,将全天膳食总热量分散摄入、避免一顿摄入过多的热量,可以减少每一餐的血糖负荷,预防餐后血糖过高。可以每日安排5~6餐,定时定量。适当加餐,既能有效治疗高血糖又能预防低血糖症的发生。水果、坚果、煮玉米以及无糖牛奶、酸奶等都是健康零食,可以在两餐之间适当添加。

妊娠期糖尿病应检测哪些指标

1. 妊娠期监测

(1) 血糖监测方法

① 自我血糖监测(SMBG):新诊断的高血糖孕妇、血糖控制不良或不稳定者以及妊娠期应用胰岛素治疗者,应每日监测血糖7次(血糖轮廓试验),包括三餐前30分钟、三餐后2小时和夜

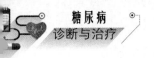

间血糖;血糖控制稳定者,每周应至少行血糖轮廓试验1次,根据血糖监测结果及时调整胰岛素用量;不需要胰岛素治疗的GDM孕妇,在随诊时建议每周至少监测1次全天血糖,包括末梢空腹血糖及三餐后2小时末梢血糖共4次。

② 连续动态血糖监测(CGMS):可用于血糖控制不理想的PGDM或血糖明显异常而需要加用胰岛素的GDM孕妇。大多数GDM孕妇并不需要CGMS,不主张将CGMS作为临床常规监测糖尿病孕妇血糖的手段。

(2) HbAlc水平的测定:HbAlc反映取血前2~3个月的平均血糖水平,可作为评估糖尿病长期控制情况的良好指标,多用于GDM初次评估。应用胰岛素治疗的糖尿病孕妇,推荐每2个月检测1次。

(3) 尿酮体的监测:尿酮体有助于及时发现孕妇碳水化合物或能量摄取的不足,也是早期糖尿病酮症酸中毒(DKA)的一项敏感指标,孕妇出现不明原因恶心、呕吐、乏力等不适或者血糖控制不理想时应及时监测尿酮体。

(4) 尿糖的监测:由于妊娠期间尿糖阳性并不能真正反映孕妇的血糖水平,不建议将尿糖作为妊娠期常规监测手段。

2. 孕妇并发症的监测

(1) 妊娠期高血压的监测:每次妊娠期检查时应监测孕妇的血压及尿蛋白,一旦发现并发子痫前期,按子痫前期原则处理。

(2) 羊水过多及其并发症的监测:注意孕妇的宫高曲线及子宫张力,如宫高增长过快,或子宫张力增大,及时行B超检查,了解羊水量。

（3）DKA 症状的监测：妊娠期出现不明原因恶心、呕吐、乏力、头痛甚至昏迷者，注意检查血糖和尿酮体水平，必要时行血气分析，明确诊断。

（4）感染的监测：注意孕妇有无白带增多、外阴瘙痒、尿急、尿频、尿痛等表现，定期行尿常规检测。

（5）甲状腺功能监测：必要时行甲状腺功能检测，了解孕妇的甲状腺功能。

（6）其他并发症的监测：糖尿病伴有微血管病变合并妊娠者应在妊娠早、中、晚期 3 个阶段分别进行肾功能、眼底检查和血脂的检测。

3. 胎儿监测

（1）胎儿发育的监测：在妊娠中期应用超声对胎儿进行产前筛查。妊娠早期血糖未得到控制的孕妇，尤其要注意应用超声检查胎儿中枢神经系统和心脏的发育，有条件者推荐行胎儿超声心动图检查。

（2）胎儿生长速度的监测：妊娠晚期应每 4～6 周进行 1 次超声检查，监测胎儿发育，尤其注意监测胎儿腹围和羊水量的变化等。

（3）胎儿宫内发育状况的评价：妊娠晚期孕妇应注意监测胎动。需要应用胰岛素或口服降糖药物者，应自妊娠 32 周起，每周行 1 次无应激试验（non-stress test，NST）。可疑胎儿生长受限时尤其应严密监测。

（4）促胎儿肺成熟：妊娠期血糖控制不满意以及需要提前终止妊娠者，应在计划终止妊娠前 48 小时，促胎儿肺成熟。有条件者行羊膜腔穿刺术抽取羊水了解胎儿肺成熟度，同时羊膜腔内

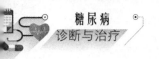

注射地塞米松 10 mg,或采取肌内注射方式,但后者使用后应监测孕妇血糖变化。

妊娠期糖尿病患者血糖控制在什么水平最理想

妊娠期糖尿病患者血糖控制水平按妊娠糖尿病(GDM)与孕前糖尿病(PGDM)标准有所不同。

(1) GDM 患者妊娠期血糖控制目标如下。

餐前≤5.3 mmol/L 及餐后 2 小时血糖值≤6.7 mmol/L,特殊情况下可测餐后 1 小时血糖≤7.8 mmol/L;夜间血糖不低于3.3 mmol/L;妊娠期 HbAlc 宜<5.5%。

(2) PGDM 患者妊娠期血糖控制应达到下述目标。

妊娠早期血糖控制勿过于严格,以防低血糖发生。妊娠期餐前、夜间血糖及 FPG 宜控制在 3.3～5.6 mmol/L,餐后峰值血糖 5.6～7.1 mmol/L,HbAlc<6.0%而不出现低血糖。无论GDM 或 PGDM,经过饮食和运动管理,妊娠期血糖达不到上述标准时,应及时加用胰岛素等降糖药物进一步控制血糖。

妊娠期糖尿病产前应何时住院待产

妊娠 35 周应住院严密监护,同时应促胎肺成熟。每日应静脉滴注地塞米松 10～20 mg,连用 2 日,促进肺泡表面活性物质产生,减少新生儿呼吸窘迫综合征(RDS)的发生,同时监测孕妇血糖,调整胰岛素用量。妊娠 35 周前早产儿死亡率较高,而妊娠 36 周后胎死宫内的发生率又逐渐增加,故主张选择 36～38 周终止妊娠。伴有增生性视网膜病变者可在 34 周终止妊娠。待产中,若有胎盘功能不良或出现胎儿处境危险信号时,应立即终止妊娠。

妊娠期糖尿病产妇最好选择哪种生产方式

糖尿病本身不是剖宫产指征,若孕妇血糖控制良好,无其他并发症,无胎儿宫内窘迫表现,胎儿中等大小,骨盆正常者,可考虑阴道试产。阴道分娩对母胎利大于弊,且分娩后母体康复快,后遗症较少发生。决定阴道分娩者,应制定分娩计划,产程中密切监测孕妇的血糖、宫缩、胎心率变化,避免产程过长。阴道分娩过程中,应随时监测血糖、尿糖和尿酮体,使血糖不低于 5.6 mmol/L 以防发生低血糖,也可按每 4 g 糖加 1 U 胰岛素比例给予补液。产程中应密切监测宫缩、胎心变化,避免产程延长,应在 12 小时内结束分娩,产程≥16 小时易发生酮症酸中毒。有糖尿病伴严重微血管病变,或合并重度子痫前期或胎儿生长受限、胎儿窘迫、妊娠期血糖控制不好、胎儿偏大(尤其估计胎儿体重≥4 250 g 者)或既往有死胎、死产史者,应适当放宽剖宫产终止妊娠。

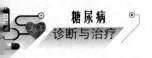

妊娠期糖尿病患者产后如何调整胰岛素剂量

产褥期随着胎盘的排出,体内胰岛素分泌量急剧减少,胎盘排出后数日内,患者对胰岛素特别敏感,所需要的胰岛素量明显下降,一般减少至孕期用量的 1/3～1/2。产后血糖控制目标以及胰岛素应用,参照非妊娠期血糖控制标准。

(1) 妊娠期应用胰岛素的产妇剖宫产术后禁食或未能恢复正常饮食期间,予静脉输液,胰岛素与葡萄糖比例为 1∶4～1∶6,同时监测血糖水平及尿酮体,根据监测结果决定是否应用并调整胰岛素用量。

(2) 妊娠期应用胰岛素者,一旦恢复正常饮食,应及时行血糖监测,血糖水平显著异常者,应用胰岛素皮下注射,根据血糖水平调整所需胰岛素的剂量。

妊娠期糖尿病患者的糖尿病结局如何？
一定会持续终身吗

妊娠糖尿病孕妇并不完全都能够在产后恢复正常,少数产妇可能在此后的很长一段时间内血糖仍有波动,或糖耐量水平持续偏高。GDM 孕妇及其子代均是糖尿病患病的高危人群。分析结果显示,GDM 患者产后患 2 型糖尿病的相对危险度是

7.43(95％CI 4.79～11.51)。美国糖尿病预防项目(DPP)的一项研究结果显示,通过改变生活方式和药物治疗可以使有 GDM 史的妇女发生糖尿病的比例减少 50％以上。因此,现有的关于GDM 诊断治疗标准都对产后随访问题进行了规范,推荐所有GDM 妇女在产后 6～12 周进行随访。产后随访时应向产妇讲解产后随访的意义,指导其改变生活方式、合理饮食及适当运动,鼓励母乳喂养。随访时建议进行身高、体质量、体重指数、腰围及臀围的测定,同时了解产后血糖的恢复情况,建议所有GDM 妇女产后行 OGTT,明确有无糖代谢异常及其种类(见下表 2014 年美国糖尿病协会标准),以指导治疗。

表8　非孕期血糖异常的分类及诊断标准(2014 年 ADA 标准)

分 类	FPG (mmol/L)	服糖后 2 小时血糖 (mmol/L)	HbA1c (％)
正常*	＜5.6	＜7.8	＜5.7
糖耐量受损*	＜5.6	7.8～11.0	5.7～6.4
空腹血糖受损*	5.6～6.9	＜7.8	5.7～6.4
糖尿病	≥7.0	或≥11.1	≥6.5

注:＊FPG 和服糖后 2 小时血糖 2 项条件须同时符合;ADA,美国糖尿病协会;FPG,空腹血浆葡萄糖;HbA1c,糖化血红蛋白。

有条件者建议检测血脂及胰岛素水平,至少每 3 年进行 1 次随访。建议对糖尿病患者的子代进行随访以及健康生活方式的指导,可进行身长、体质量、头围、腹围的测定,必要时检测血压及血糖。

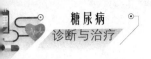

如何预防妊娠期糖尿病孕妇娩出的
新生儿出现低血糖

　　妊娠糖尿病孕妇所怀胎儿长期处在母体血糖较高的环境中,自身的胰岛细胞代偿性增生,胰岛素水平升高,发生高胰岛素血症。出生后,葡萄糖来源突然中断而胰岛素水平仍然较高,所以在出生后数小时内,新生儿血糖急剧下降,出现低血糖症状,甚至导致新生儿长期的脑损害。因此,建议出生后 30 分钟立即检测血糖,随后在出生后的第 1、2、4、6 小时各检测一次。如发现新生儿的血糖值低于 2.2 mmol/L,就应及时喂葡萄糖水等。如果存在口服禁忌或是有症状性的低血糖,应该及早开始静脉输注葡萄糖。对于新生儿低血糖,预防比治疗重要,而早期的干预可起到事半功倍的效果。因此对于妊娠糖尿病的产后新生儿应在出生时常规监测血糖,建议所有妊娠糖尿病孕妇的新生儿出生后尽早喂糖水、开奶。不能经胃肠道喂养者可给 10% 葡萄糖静脉滴注,有效防止低血糖对新生儿的损害。

糖尿病与手术

糖尿病对手术有什么影响

患糖尿病对手术可能造成以下影响。

(1) 糖尿病可能延误疾病诊断：轻型或未被确诊的糖尿病患者在感染、腹泻、失水等情况下，可诱发高渗性昏迷，出现惊厥、呕吐等症状，易误诊为脑血管意外。糖尿病酮症酸中毒时可有腹痛、呕吐、血白细胞升高，易误诊为急腹症或急性胃肠炎；反之，肥胖尤其是腹型肥胖的糖尿病或老年糖尿病患者患急腹症时，腹部体征可不明显而易致内脏穿孔，延误治疗。

(2) 增加手术死亡率：糖尿病尤其是血糖控制不佳、病程长者易并发微血管病变，影响心、肾、神经，术中用药、麻醉可诱发胃瘫、尿潴留、深部静脉栓塞等。伴自主神经病变者，易在术中因出血、麻醉等诱发低血压、心律失常。失血、缺血、感染、发热、药物可使糖尿病患者原有的器官病变出现失代偿而危及生命。血糖控制不佳，易出现术后感染，影响预后。据统计，糖尿病患者手术病死率为正常人群的 1.5 倍。

(3) 低血糖的危险性增加：糖尿病病程较长时，体内儿茶酚胺对低血糖的反应减退。老年、体弱或伴神经病变的患者在手术前、术中用 β 受体阻滞剂、某些麻醉药可使低血糖出现或加重，

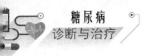

而心慌、手抖、出汗等症状又不明显,易出现意识模糊、精神症状,甚至诱发脑血管意外、心肌梗死、心律失常等。

糖尿病患者血糖控制到什么水平才能进行手术

一般讲,糖尿病患者的空腹血糖控制在 8.3 mmol/L 以下,糖化血红蛋白(HbA1c)在 7.2% 以下时,可以接受手术,但这不是绝对的,在紧急情况下,血糖在 7.0~10.0 mmol/L,甚至 13 mmol/L 以下者也可手术。因此,术前血糖水平应个体化,因人而异。但有糖尿病酮症酸中毒、高渗性昏迷时,禁忌手术。

轻型糖尿病患者术前如何调整降糖药物

单纯饮食治疗,或饮食加口服降糖药使血糖控制良好、无明显并发症的糖尿病患者,在准备做不超过 0.5~1.0 小时、仅需局部麻醉、不需禁食的小手术时,糖尿病原有治疗方案不需要改变,仅在手术前后随访血糖即可;若要做超过 1 小时、需禁食,做腰麻或全身麻醉的中、大型手术,患者应在术前 3 天停用长效口服降糖药(如瑞易宁、亚莫利等),改用中短效的口服降糖药(如格列吡嗪、格列齐特、格列喹酮等)。手术当天停用口服降糖药,改为术前皮下注射短效胰岛素 4~6 U,术中术后加强血糖监测,根据情况酌情应用胰岛素。

长期用预混胰岛素的糖尿病患者
术前如何调整用药

原用预混胰岛素长期治疗的 1 型或 2 型糖尿病患者,手术前 3 天应停用中长效胰岛素,改为短效胰岛素每日 3～4 次皮下注射,近年来主张白天三餐前用短效胰岛素注射,晚上睡前加注一针中效胰岛素。调整到血糖控制理想时,手术当天清晨皮下注射全日量的 1/3～1/4 短效胰岛素。

糖尿病患者术中、术后补液时应注意什么问题

糖尿病患者在术中、术后经常因禁食需要补液,但一定要记住一点:补充糖水时要加胰岛素对冲。术中血糖宜控制在 6.7～11.1 mmol/L,不宜超过 13.9 mmol/L,更不宜低于 2.8 mmol/L。根据不同病情和手术类型,可用以下方法控制术中血糖:①不加葡萄糖也不用降糖药,如上所述适于轻型 2 型糖尿病接受小、中型手术时;②静脉滴注葡萄糖,并按 3：1 或 4：1 比例应用对冲量短效胰岛素;③葡萄糖＋胰岛素＋氯化钾(GIK)联合滴注,5％～10％葡萄糖注射液 1 000 ml 中加短效胰岛素 12～16～32 U＋10％氯化钾 20 ml 持续静滴;④应用胰岛素泵,将基础量

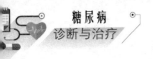

和负荷量短效胰岛素持续或分次设置,自动给予,但术中需根据血糖监测临时追加。

为什么糖尿病患者术后血糖不易控制

由于手术对糖尿病患者是一个损伤和应激过程,应激时体内胰高血糖素、糖皮质激素、肾上腺素和去甲肾上腺素等可升高血糖的胰岛素拮抗激素分泌大大增加,使心率加快,血糖升高。同时,肾上腺素还能抑制胰岛素释放,而应激时的胰岛素清除率约加速 1 倍,使胰岛素水平降低,胰岛素抵抗加重,胰岛素的作用被抑制和削弱,因此血糖不易控制。

术后如何应用胰岛素

术后原则上要用短效胰岛素治疗。胰岛素用法主要根据患者进食情况而不同。若需禁食 3 天或更久,在禁食期间,不能皮下注射胰岛素,而应将胰岛素加入补液中静滴,根据每日血糖监测结果,可在糖水中除了加对冲量胰岛素以外,另加 6～10 U 的负荷量;若不需禁食,可在术后头几天皮下注射胰岛素,现在主张每日三餐前注射短效胰岛素(RI),睡前注射一针中效胰岛素(NPH),剂量从每天 16～20 U 开始,以后根据血糖调整。

术后什么时候可以停用胰岛素，改用口服降糖药

术后注射胰岛素一段时间,若空腹血糖稳定在 5~7 mmol/L,餐后血糖稳定在 7~10 mmol/L,而胰岛素用量不超过 24 U 时,可直接改为磺脲类加双胍类或糖苷酶抑制剂等口服药控制血糖;若胰岛素用量>24 U,可让患者带胰岛素出院,以后再注射一段时间,在内分泌科医生的指导下,慢慢减量到 24 U 以下,直至改用口服降糖药。

糖尿病患者术后可以输葡萄糖液吗

糖尿病患者手术前因外科疾病、感染、疼痛等使基础代谢率增加,术后又常因禁食、摄食不足和消耗增加,另外也需要营养和能量促进伤口愈合,故应补充足够的热量,当然也包括碳水化合物(糖类),而且糖类应占每日总热量的 55%,因此,术后可以静滴葡萄糖液并按 3∶1 或 4∶1 比例应用对冲量短效胰岛素。为减少和抑制脂肪分解,防止酮症酸中毒的出现,每日糖类的摄入量不应少于 150~200 g。

糖尿病与泌尿系统疾病

⊂ 糖尿病合并尿动力学异常是怎么回事

　　膀胱尿道功能障碍是糖尿病的并发症之一,主要表现为尿动力学的异常。依据尿动力学检查的诊断标准,43%～87%的糖尿病患者会出现膀胱尿道功能障碍,而在有外周神经病变的糖尿病患者中发生率更高,约有83%患者合并膀胱尿道功能障碍。糖尿病膀胱尿道功能障碍是糖尿病外周神经病变在下尿路的突出表现。其产生的可能原因有:①膀胱尿道神经损害。高血糖引起膀胱的传入神经纤维及节后神经纤维(传出纤维)损害,导致膀胱感觉和运动功能障碍,触发排尿反射的膀胱阈容量增大,进而逼尿肌代偿性肥大,最终导致逼尿肌失代偿,使膀胱收缩功能障碍。②肌源性损害。早期可见逼尿肌细胞代偿性肥大,间质和胶原成分增多。晚期逼尿肌细胞萎缩、减少甚至消失,仅见大量的胶原及弹力纤维成分,膀胱壁菲薄呈无张力的囊状。上述变化除神经损害因素外,多尿产生的膀胱过度膨胀及慢性尿潴留也是重要的影响因素。

糖尿病膀胱尿道功能障碍的临床表现是什么

糖尿病膀胱尿道功能障碍症状多样,因病情发展而表现不同,主要有如下表现。

(1)尿量和尿次异常:多尿是糖尿病患者最突出的症状,早期主要表现为排尿次数增加,单次尿量增加。但随着糖尿病病程进展及膀胱尿道功能障碍的加重,患者排尿次数逐渐减少,排尿间隔延长,每次尿量增加,晚期甚至每天仅有1~2次排尿,但单次尿量可达到1 000 ml以上。

(2)排尿困难和尿潴留:进入病程中晚期后,随着逼尿肌收缩功能受损,将出现排尿困难、大量残余尿、充盈性尿失禁等。

(3)上尿路损害:长期排尿困难,大量剩余尿会引起上尿路的扩张积水,并可因同时存在的糖尿病肾损害,产生慢性肾功能不全。

(4)尿路感染:由于尿潴留,加之代谢紊乱,机体免疫力降低,尿路感染成为晚期糖尿病患者的突出并发症。严重者可有真菌感染及其他条件致病菌感染,感染也易于全身扩散引起尿源性败血症。

如何诊断糖尿病合并膀胱尿道功能障碍

糖尿病膀胱尿道功能障碍起病隐匿,不易早期发现,当患者

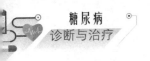
出现明显的尿路症状时,多数患者已进入中晚期。另外,糖尿病常伴有许多其他器官或系统的病变,尤其常可与某些能引起排尿功能障碍的泌尿系统疾病并存,给诊断和治疗带来困难。因此,早期诊断非常重要。对糖尿病病程大于5年,血糖控制不佳,出现排尿症状或其他糖尿病性神经病变,如勃起功能障碍、胃轻瘫、心脏功能紊乱等,应考虑有糖尿病膀胱尿道功能障碍的可能,需及早进行尿动力学检查以助确诊。尿动力学检查是目前对糖尿病膀胱尿道功能障碍进行客观评估的最主要手段,典型的尿动力学表现主要包括:膀胱感觉功能受损(温觉障碍、初尿意及最大尿意膀胱容量增加,最大膀胱容量常大于600 ml);逼尿肌收缩力减弱或无反射;尿流率低;出现剩余尿。但也有患者出现逼尿肌反射亢进、低顺应性膀胱、膀胱感觉过敏等改变。

糖尿病患者出现大量残余尿时怎么办

中晚期糖尿病膀胱尿道功能障碍患者多会出现剩余尿,并逐渐增多,直至完全性排尿困难即急性尿潴留,并进而出现更严重的并发症。因此,在治疗上遵循的原则是早期治疗,重在预防。治疗目的为保护肾功能,控制尿路感染,改善排尿症状,避免尿失禁。

(1) 定时排尿:早期训练和指导患者进行定时排尿。不论有无尿意,每隔3～4小时排尿一次。排尿时需耐心等待,并压迫下腹部,协助将尿液排尽。

（2）促进膀胱收缩：可试用胆碱能制剂，以促进逼尿肌收缩。氨甲酰甲基胆碱为常用药物，每次 10～20 mg，每日 3～4 次。也可用抗胆碱酯酶药如溴吡斯的明，每次 60 mg，每日 3 次。但这些药物会产生较大不良反应，并且临床疗效有限。近来，有人用膀胱内灌注前列腺素来加强膀胱逼尿肌收缩力，取得了一定疗效。

（3）降低尿道阻力：应用 α 受体阻滞剂，如马沙尼、哈乐等可降低尿道阻力，改善排尿症状。也可行经尿道膀胱颈部切开术，但在施行该治疗时须确定尿道外括约肌具有良好的关闭能力。

（4）促进神经恢复：近年来逐渐用于临床的有①醛糖还原酶抑制剂，如神经节苷脂、肌醇；②钙离子拮抗剂，如硝苯地平；③C肽替代治疗等，可酌情使用。

（5）对有大量剩余尿并已经出现上尿路功能损害，经其他治疗均无效的患者可施行间歇性自我导尿或行膀胱造瘘术。

（6）抗感染治疗：糖尿病合并尿路感染是一种严重的并发症，大量残余尿极易导致反复尿路感染，难以治愈。

糖尿病患者为什么会出现尿失禁或淋漓不尽？怎么治疗

糖尿病合并膀胱尿道功能障碍时可能会出现两种不同性质的尿失禁，需根据临床症状和尿动力学检查结果予以鉴别，并采取不同方法进行治疗。

在早期，因膀胱逼尿肌不稳定、膀胱感觉过敏等原因，可能

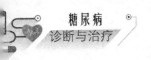
会出现急迫性尿失禁。主要表现为尿频、尿急,有尿意时不能自主控制排尿而出现尿失禁。尿动力学表现为膀胱顺应性降低,初尿意容量及膀胱有效容量减少,有膀胱逼尿肌无抑制性收缩或逼尿肌反射亢进。治疗主要是抑制逼尿肌收缩,降低膀胱内压,增加膀胱容量。可选用抗胆碱药,如氯化羟丁宁(又名尿多灵或奥宁),每次 2.5～5 mg,每日 2～3 次,口服;托特罗定(舍尼亭),每次 2 mg,每日 2 次,口服。也可用平滑肌松弛剂,如黄酮哌酯(泌尿灵),每次 200～400 mg,每日 3～4 次,口服。

晚期膀胱逼尿肌收缩力减弱或无反射,出现残余尿,当残余尿逐渐增多至膀胱内压力超出尿道阻力时,就会出现充盈性尿失禁,这种尿失禁临床比较多见。主要表现为排尿困难,但尿液却会在不自觉情况下或腹压增加时从尿道口溢出,严重时表现为小便淋漓不尽,给患者带来极大不便和痛苦。尿动力学检查可见膀胱感觉功能受损,膀胱顺应性增加,初尿意及最大尿意膀胱容量增加,最大膀胱容量常大于 600 ml,逼尿肌收缩力减弱或无反射。治疗以加强膀胱逼尿肌收缩力、降低尿道阻力为主,必要时采取自我导尿或行膀胱造瘘术。

为什么糖尿病患者容易出现阳痿

阳痿是指阴茎不能勃起或虽勃起但不能完成性交动作,因该词带有贬义,故现在医学上改称勃起功能障碍(ED),是糖尿病的常见并发症,美国 20 世纪 90 年代糖尿病患者中 ED 的发病率

为 $27.5\% \sim 75\%$。70 岁以上的男性糖尿病患者中有 95％ 存在不同程度的勃起功能障碍。当糖尿病的病程超过 10 年时，ED 的发生率显著提高，即便是小于 30 岁的年轻人，也有 20％ 会发生 ED，并且常会出现不育。糖尿病患者较一般人群更早、更普遍地发生 ED，因此 ED 的出现常给糖尿病患者的家庭生活带来困扰，甚至会干扰糖尿病及其并发症的治疗。所以，ED 的治疗对糖尿病患者来说也是十分重要的。

到底是什么原因使糖尿病患者易患 ED 呢？近年来，全世界许多致力于性功能障碍研究的科学家对此进行了深入的研究，发现其致病原因有以下几个方面。

（1）糖尿病引起中、小血管神经病变：研究发现，糖尿病患者的血管常产生粥样硬化，血管的反应性减退，使流入阴茎的血流减少，阴茎动脉的血流量较正常人明显下降，甚至较有外周血管病变的患者还少。另外，还发现患者阴茎动脉发生纤维化，有些微血管病变还发生在睾丸间质和小管，从而会导致生精功能减退。

（2）糖尿病导致阴部神经病变：各种测量阴部神经功能的方法都显示，糖尿病 ED 患者的阴茎感觉和传导速度下降，同时糖尿病造成的中枢自主神经功能障碍常加重阴茎的自主神经功能异常。在糖尿病患者中，神经递质也受到影响，一氧化氮（NO）和血管活性肽在糖尿病患者神经纤维中的免疫活性下降。

（3）心理因素：当得知患糖尿病后，许多患者会产生焦虑，甚至影响夫妻关系，从而影响夫妻之间性生活的质量。有调查表明，2 型糖尿病患者中，心理因素所致的 ED 占 28％，1 型糖尿病

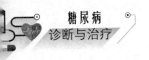
患者中,心理因素所致的 ED 占 26%。

(4) 药物因素:糖尿病患者常有高血压,常需服用抗高血压的药物,许多老的药物如利舍平、胍乙啶等对性功能有很大影响,β 受体阻滞剂如普萘洛尔和噻嗪类利尿剂对性功能也有影响。

糖尿病患者出现勃起功能障碍怎么办

了解了糖尿病患者患 ED 的原因后,应该如何治疗糖尿病患者勃起功能障碍呢? 下面就此问题给予解答。

(1) 纠正可矫正的病因:糖尿病性 ED 患者首先要控制血糖并避免出现低血糖,这些措施有助于改善神经系统的病变。慎重选择抗高血压和治疗青光眼的药物,如果需要使用 β 受体阻滞剂,可用阿替洛尔,较其他药安全。纠正不良生活习惯,如吸烟、酗酒等。

(2) 性治疗:主要针对心理性 ED 患者,由合格的性治疗专家进行,主要目的是帮助患者消除焦虑情绪,改善夫妻之间的关系。

(3) 口服药物治疗:主要有①西地那非(商品名为万艾可、伟哥),它可增强一氧化氮的释放,选择性抑制降解 cGMP 的阴茎内 5 型磷酸二酯酶,从而使阴茎海绵体平滑肌内 cGMP 浓度升高,阴茎勃起。西地那非对 1 型和 2 型糖尿病患者有相同的疗效,并且对血糖控制较差和有多发慢性并发症的患者同样有效,总有效率达到 56%。它十分安全,但不能与硝酸酯类药物合用。②育亨宾,是一种 α_2 受体阻滞剂,它对心因性 ED 有效,总有效率为 30%~40%。每 2~3 天一次,每次一粒。③己酮可可碱,可以改变红细胞形状,改善微循环。每次口服 40 mg,每天 2~3 次。④在欧洲和美国新推出两种新型磷酸二酯酶的抑制剂——Vardenafil 和 Tadalafil,对糖尿病 ED 的疗效可达 58%。

(4) 负压吸引装置(VCD):其原理是利用负压将阴茎附近组织器官内的血液吸到阴茎海绵体内,使阴茎涨大,然后用橡皮圈扎在阴茎根部,不让吸入阴茎的血液流走,用来维持勃起。75% 的患者可以获得满意的勃起,但也存在"龟头硬、根部软",不射精或射精不适等现象。

(5) 阴茎海绵体注射治疗(ICI):是将药物直接注射入阴茎海绵体内,药物使阴茎勃起。目前常使用的药物有罂粟碱加酚妥拉明、前列腺素 E1(PGE1),对 85% 的患者有效。但因为需要打针,所以一年内约有一半患者中途放弃。

(6) 经尿道给药:近来有一种直接向尿道内注射的前列腺素 E1(PGE1)乳剂,对 66% 的患者有效。在口服药物无效时可考虑选择此药。

(7) 阴茎假体:是一种有创伤的外科治疗方法,通常有半硬和可膨胀两种基本类型,因为可膨胀式需要在阴茎、阴囊和耻骨上区放置配件,对糖尿病患者而言,发生感染的危险性较大,故选用时应相当慎重。阴茎假体术后患者本人及性伴侣满意率超过 80%。

总之,我们可以看到,目前已经有许多方法医治糖尿病 ED,

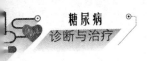

但所有的治疗方法均应与男科医生共同协商后再做出选择。相信一定能找到满意的治疗方法。

女性糖尿病患者出现性功能障碍怎么办

女性糖尿病患者不仅与男性一样可能存在性功能障碍的问题,而且女性性功能障碍的发病率比男性更高,女性的性问题比男性更复杂。1999 年,美国公布了一项女性生活质量调查,被调查的 1 749 名女性中有性功能障碍者达 43%。过去普遍认为,女性性功能障碍就是性冷淡,实际上,女性的性功能障碍有很多种不同的表现,主要有以下 6 种表现:性欲低下、性欲亢进、性唤起异常、性厌恶、性高潮异常、性交疼痛。

男性若此时不理解女方,以为可能是自己的原因而感到内疚或责备女方,有意回避性活动,长期下去还会造成男性性功能障碍,必将影响家庭的生活质量。

女性糖尿病患者出现性功能障碍怎么办呢? 首先,与男性糖尿病 ED 患者一样要控制血糖并避免出现低血糖,控制血糖还有助于改善神经系统的病变。慎重选择抗高血压和治疗青光眼的药物,如果需要使用 β 受体阻滞剂,可用阿替洛尔。纠正不良生活习惯,如吸烟、酗酒等。其次,可在专业医生的指导下进行行为治疗,如性感集中治疗,它是一种性体验行为治疗方法,由配偶双方集中接受为期 2 周的性治疗,以期使夫妻双方性活动的目的由完成性反应转换成彼此给予和接受性快感、性愉悦,双方的注意力不再放在勃起和性高潮上,而是集中在性感感受的体验上。对于性高潮缺乏的女性糖尿病患者还可采用原发性性高潮障碍自我训练法,大多数性高潮障碍的女性可以通过自我刺激阴蒂达到高潮,而这种训练最好是女性自己私下进行,不要伴侣在场,以免分心和引起误解。2000年美国FDA通过了一种治疗女性性高潮障碍的工具,它是一个小小的电动负压吸引器,用于帮助女性阴蒂充血,从而解决女性性高潮障碍的问题。一旦通过手淫或振荡器的自我训练获得性高潮后,夫妻双方就应体验一起时的性高潮,将自我训练中的心得体会运用到性交实践中去,使双方的性满足程度不断提高。最后,可采用药物治疗。治疗女性性功能障碍的药物主要有两大类:一类是通过增加血流而改善性唤起,如西地那非可使阴蒂和平滑肌松弛,与其他血管活性物质合用可改善女性性唤起异常。另一类是性激素,绝经期妇女适当的补充雌激素可改善阴蒂的敏感性,增加性欲并能减少性交疼痛。但为了避免增加乳腺癌的发病率,主张局部应用雌激素,目前已有阴道雌激素环可每日在局部释放低剂量雌激素。还有局部应用睾酮霜可增加阴蒂的敏感度,增加性欲和性欲唤醒,但有使体重增加、阴蒂扩大、面部毛发增多等不良反应。所以,药物治疗一定要在专业医生的指导下才能安全应用。目前,国外有一种最新计算机辅助的虚拟性治疗,是指应用计算机辅助的虚拟技术让患者仿佛进入真实的现场去体验各种性的感受,尚在研究中。

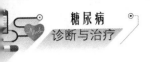

糖尿病合并前列腺增生患者有什么症状

糖尿病时,由于胰岛素分泌不足或胰岛素敏感性下降,造成糖代谢紊乱,就会使糖尿病患者产生各种类型的糖尿病神经源性膀胱尿道功能障碍(DNBUD),从而出现一系列排尿异常症状。我们知道,前列腺增生是由于前列腺增大引起后尿道机械性梗阻和动力性梗阻而导致的一系列以排尿不畅为主诉的症状。如果患者是老年男性,同时有前列腺增生症,会表现出什么样的症状呢? ①排尿困难,排尿踌躇;②尿频,尤其是夜尿次数增多;③发生尿路感染时会出现尿急、尿痛、脓尿甚至血尿,严重时出现发热等全身感染症状;④膀胱功能减退和梗阻严重者会出现尿潴留、充盈性尿失禁;⑤膀胱输尿管反流、肾盂积水、肾功能衰竭。

总之,糖尿病神经源性膀胱尿道功能障碍在糖尿病患者中发生率高,表现各异,而且危害很大。当合并前列腺增生症,出现以上症状时应及时到医院内分泌科和泌尿科就诊。

糖尿病合并前列腺增生患者怎么治疗

糖尿病合并前列腺增生的治疗原则是保护肾功能,减少膀胱功能损害,解除梗阻。主要治疗方法如下。

（1）有效地控制血糖，避免出现低血糖，可降低糖尿病对膀胱功能的损害。

（2）药物治疗：可分为针对糖尿病神经源性膀胱尿道功能障碍的药物和治疗前列腺梗阻的药物两类。

针对糖尿病膀胱尿道功能障碍的药物有①神经营养药物，如甲基 B_{12}、磷酸肌醇的应用有利于糖尿病神经源性膀胱尿道功能障碍的康复。②神经节苷脂，可改善自主神经功能和膀胱功能。③拟胆碱能药物如溴吡斯的明，可增加膀胱平滑肌收缩力，减少剩余尿。

目前，治疗前列腺增生症常用的药物有①α受体阻滞剂，阻断肾上腺素与膀胱颈及前列腺内平滑肌上的α受体的结合，从而降低平滑肌张力，改善排尿状态，达到缓解排尿困难症状、解除下尿路症状的目的。常用的α受体阻滞剂有酚苄明（5～10 mg，每日 1 次）、哌唑嗪（2 mg，每日 2 次）、阿夫唑嗪（又称桑塔，2.5 mg，每日 3 次）、特拉唑嗪（又称马沙尼、高特灵，2 mg，每日 1 次）、多沙唑嗪、坦索罗辛（又称哈乐，0.2 mg，每日 1 次，饭后服用）等。②雄激素抑制剂，能降低体内雄激素活性，从而使前列腺缩小。常用的雄激素抑制剂有雌激素，如醋溴己烷雌酚（HL-286）、己烯雌酚等，可使前列腺变小变软，出血减少，但因不良反应较多现已很少使用。③5α还原酶抑制剂，非那雄胺（保列治）每日 5 mg，可以减少体内有活性的雄激素，同时使血清雄激素水平保持正常，故不会影响性功能。缺点是需要长期服药，停药后症状又会复发，故需终身服用。由于其起效缓慢，故可先与α肾上腺能受体阻滞剂联合应用。伯泌松是从美洲棕榈中提取

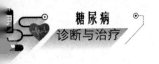

的 n-乙烷类固醇酯,阻断睾酮向双氢睾酮转化,从而降低前列腺组织中双氢睾酮的含量,达到治疗前列腺增生症的目的。剂量为 160 mg,每日 2 次。④植物制剂,如前列康、舍尼通、通尿灵等。

(3) 手术治疗:①开放手术,主要有耻骨上经膀胱前列腺切除术、耻骨后前列腺切除术、经会阴前列腺切除术、耻骨上膀胱造瘘术、双侧睾丸切除术等。②腔内泌尿外科手术,经尿道前列腺电切术(TURP)、经尿道前列腺电气化术(TUVP)、经尿道前列腺切开术(TUIP)、激光前列腺切除术等。

(4) 非手术介入性疗法:①前列腺形状记忆合金网状支架置入。②高温热疗,前列腺射频、经尿道针刺消融(TUNA)、高能聚焦超声(HIFU)。③前列腺电化学治疗。④前列腺球囊扩张术。⑤前列腺冷冻治疗。

值得注意的是,对需行手术治疗的糖尿病患者来说,无论是有创的手术治疗或微创的介入治疗前,都应进行尿动力学检查,了解膀胱逼尿肌功能。当膀胱逼尿肌功能减退,甚至无功能时,手术治疗就应当十分慎重,因为仅解除尿路梗阻并不能改善患者的排尿症状。还有,当发现已经有肾功能不全时,应先引流尿液使肾功能得到恢复后方考虑其他治疗。

糖尿病与低血糖

什么情况下糖尿病患者易出现低血糖

糖尿病患者在应用口服降糖药和胰岛素时,有时会发生低血糖反应,这种反应称为药物性低血糖。在以下情况下,糖尿病患者易发生低血糖。

(1)葡萄糖利用过多:① 应用外源性胰岛素的剂量过大。当糖尿病患者有肾病、酮症酸中毒或高渗性昏迷等状态时,肾糖阈改变,胰岛素代谢进程减慢,胰岛素若不相应减量,就会在体内聚积而导致低血糖。②注射胰岛素者运动量过度。患者使用胰岛素治疗期间,若运动量过大,持续时间较长,血糖利用过多,也会引起低血糖。③主食吃得太少。患者若胃口不佳,吃饭少或有恶心、呕吐、腹泻、饮酒等因素,使体内热量摄入不足以维持身体需要,注射胰岛素时没有及时减少剂量,就容易出现低血糖反应。④口服磺脲类剂量过大。大多见于格列苯脲、格列吡嗪、格列齐特等。在用磺脲类时,出现低血糖的诱因如下。

a. 药物半衰期长,易在体内蓄积,尤其用药量比较大时。

b. 同时服用抑制肝脏代谢的药,如磺胺类消炎药。

c. 老年人、糖尿病肾病及其他原因引起的肾功能减退,因药物通过肾脏排出减慢而致在体内积聚。

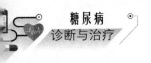
d. 哺乳的妇女服用该类降糖药,药物会通过乳汁进入婴儿体内,引起婴儿低血糖。空腹服药后未吃饭,或摄入主食量不够。

e. 同时服用易影响血糖的药物,如大剂量阿司匹林,普萘洛尔等β受体阻滞剂,新霉素、四环素等抗生素,奎宁、氯贝丁酯、保泰松、氯贝丁酯(阿米替林)、氨茶碱等。

(2) 葡萄糖生成不足:①合并应用阿卡波糖时。磺脲类或胰岛素与阿卡波糖合用时,因后者可使多糖类分解与吸收减少,葡萄糖生成不足,发生低血糖反应。②饮酒。乙醇可抑制肝糖原异生,肝脏葡萄糖生成率降低,可造成患者低血糖,多发生于喝酒后3~4小时。③同时应用抑制交感神经的药物。如利舍平、胍乙啶、氯丙嗪等。

糖尿病低血糖反应的表现是什么

典型的低血糖表现为 Whipple 三联征:有低血糖症状;测血浆葡萄糖低于 2.8 mmol/L(糖尿病患者小于 3.9 mmol/L);服糖后症状很快减轻或消失。

糖尿病患者出现低血糖反应时往往有以下表现。

(1) 自主神经系统兴奋症状:软弱无力、出汗、发抖、心慌、紧张、面色苍白、饥饿感等。

(2) 中枢神经系统症状:如头痛、眼花、易怒、行为异常、性格改变或麻痹、意识模糊等,严重的可出现惊厥、昏迷,甚至死亡。

不同药物所引起的低血糖,临床表现有所不同。胰岛素所致的低血糖往往急性发作,症状明显且较严重;磺脲类降糖药低血糖表现缓慢,症状逐渐呈现,持续时间久。普萘洛尔等 β 受体阻滞剂所致的低血糖反应,症状出现缓慢,而且心慌、出汗等不适也往往被掩盖,不能早期及时发现。老年人比年轻人更容易发生低血糖反应,但症状不明显,缺乏心慌、乏力、出汗、饥饿感等异常感觉,以致产生严重的低血糖昏迷,且低血糖状态持续时间长,需多次补糖才能完全纠正,3～5 天内需密切监测血糖。

低血糖反应有何危害? 为什么有时是致命的

低血糖反应对老年人危害极大,最直接的损害是中枢神经系统。短期的低血糖反应造成的损害比短时间的高血糖要严重得多。由于脑细胞只能靠摄取血糖作为细胞活动的能量来源,因此,低血糖时,脑细胞首先因缺少营养和能量来源而出现功能减弱、细胞变性,进而可坏死,这种改变往往是不可逆的。老年糖尿病患者发生低血糖后,常因神经病变而没有自觉症状,以致低血糖逐渐加重,出现神志不清、嗜睡,甚至昏迷,加之老年人多伴有动脉硬化,一旦发生低血糖,可诱发脑血管意外或心肌梗死。低血糖时间久了,中枢神经系统和脑细胞损害逐渐加重,超过 6 小时即可致人死亡。

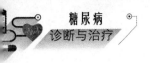

怎样治疗糖尿病患者的低血糖反应

低血糖反应的后果严重,但治疗却相对简单,主要是补充葡萄糖。

(1) 病情较轻的低血糖反应,若患者神志清晰,仍能吞咽进食,可立即给予甜点心、含糖饮料、水果、饼干等,或将 2～3 匙的白糖放入水中,溶解后喝下即可。应该指出的是,若患者近阶段在服用阿卡波糖,因肠道内 α 糖苷酶已被抑制,因此口服蔗糖或淀粉类食品效果差,应口服或注射葡萄糖才能纠正低血糖。

(2) 严重的低血糖反应,患者有意识不清或昏迷等不能吞咽时,应立即静脉注射高浓度葡萄糖,如 50％葡萄糖注射液 50～100 ml,以迅速逆转低血糖,阻止不可逆脑损害。注入 50 ml 的 50％葡萄糖,一般使血糖升高 1.9～16.7 mmol/L(平均可升高 8.3 mmol/L 左右)。随后还应给予 5％～10％的葡萄糖液持续静脉滴注,并根据血糖监测的结果调整滴速,老年人需补充糖水 3 天甚至 5 天左右才能彻底纠正。

(3) 若低血糖严重持续时间长,应住院治疗,可应用能升高血糖的激素,如胰高血糖素、氢化可的松针,加糖水静脉滴注,以拮抗胰岛素作用,顺利升高血糖。当患者苏醒、神志清楚后,再给予甜食。

正在应用降糖药的糖尿病患者怎样预防低血糖反应

应用降糖药治疗的糖尿病患者,不管是口服磺脲类等药物,还是注射胰岛素治疗,都必须尽量避免低血糖反应,尤其是 65 岁以上的老年人。以下几点应注意。

(1) 注射胰岛素或口服磺脲类药物半小时后准时、足量进餐,且主食量要够,不能少于 75 g。

(2) 用药量应从小剂量开始逐步加大,不可一上来就服用大剂量药物。

(3) 尽量应用半衰期短、不在体内蓄积的药物。如格列喹酮、格列吡嗪、格列奈类等。应用胰岛素也应问清楚医生所应用胰岛素剂型的作用持续时间和半衰期,掌握正确的注射次数和注射时间。

(4) 提倡小剂量开始使用胰岛素,逐渐根据血糖水平加量至适宜为止。初次用胰岛素的患者最好住院,由医护人员指导用药和监测,待用药方案固定,学会正确的注射技术和饮食配合后再回家自行注射。

(5) 注射胰岛素前应该核对注射器或笔内胰岛素剂量,确认正确无误后再打;注射时应选择合适部位的皮下组织,不能注射在肌肉内或与运动肌肉相邻的部位。

(6) 进行体育活动或锻炼、活动量较大的工作前,适当加餐

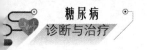

或减少降糖药剂量。

（7）为避免后半夜发生低血糖，可于睡前少量加餐，也可减少晚餐前或睡前胰岛素的剂量。

（8）有肝肾功能不全的老年人，应减少口服降糖药或胰岛素剂量。

糖尿病患者的心理问题

糖尿病患者的心理误区是什么 ⊃

  由于糖尿病是一种终身性慢性疾病,病情控制和治疗比较复杂,病情容易发生变化,并发症多样,加之疾病的长期影响,需严格而细致的饮食控制及持续很多年乃至终身的药物治疗,对每个患者的承受力和耐心都是一个重大挑战,对患者的家庭也会造成心理负担和医药费用的巨大消耗。因此,从糖尿病发病之初,患者就面临着一系列的心理问题,从初患病时不能接受患病的事实,到其后对需要长期控制饮食、运动和用药等治疗方案的厌烦和不能完全遵从医嘱,以及对"这种病反正是要拖一辈子,治不好了"的绝望感,和对糖尿病并发症如失明、尿毒症、老烂脚等的恐惧感等。总之,在整个患病及治疗过程中会出现一系列社会心理问题,这也是不难理解的。相当比例的患者出现抑郁、焦虑等心理障碍,部分患者存在糖尿病并发的性功能障碍,少数患者由于急性、慢性并发症出现意识障碍。这种心理障碍和疾病本身造成的器质性病变的多重影响,使广大糖尿病患者对疾病产生了错误的认识,不能依从多种治疗手段,会直接导致治疗疗效欠佳或治疗失败。

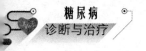
糖尿病患者有什么人格特点

目前,这方面的研究刚刚起步,国内外通过填写人格量表等研究的初步结果显示,糖尿病患者常有较多的躯体不适感,过分关注自身的身体健康,以自我为中心,经常向家人或医生诉苦并企图博得同情;有的患者有抑郁倾向和无用感,情感经常不稳定,申诉多但又回避心理问题;部分患者有过分掩饰自我,倾向于用否认和压抑应付外来压力。这些患者较少有侵略性,不易感情冲动,缺乏自主性,对自己的心理问题漠视而更多地抱怨身体的不适。另有调查结果表明,糖尿病患者易焦虑、紧张、郁郁不乐、情感反应强且较长时间难以平复,心境常有起伏,对健康过分担忧,但又有较高的掩饰倾向。总之,糖尿病患者最多见的人格特点是疑病、抑郁症、焦虑症甚或癔症。

糖尿病患者能听从医嘱用药吗？
治疗依从性与疗效有什么关系

患者对经治医生医嘱的遵守、执行和听从程度,叫依从性。糖尿病患者由于长期患病,要实施严格精细及延续一生的饮食控制、药物治疗和自我监护,许多患者缺乏长期的耐心和坚持,不能承受。有的患者去看医生前一天或当天才减少进食或按时吃药,希望在医生那儿测得的血糖低一点并获得肯定和表扬,其实这是自欺欺人的,对病情没什么益处,反而害了自己。目前研究资料提示,糖尿病患者的"不依从"居糖尿病患者各种心理问题之首位。

依从性好坏直接关系到治疗的成效。依从性差包括以下3种情况:①不接受、不执行医嘱;②只执行部分医嘱,其他医嘱不执行;③起初遵从医嘱,其后在治疗过程中自行终止执行医嘱。由于糖尿病是一种需长期坚持控制的慢性终身疾病,需长期稳定的血糖控制才能延长寿命,减少并发症,提高生命质量,所以稍有不慎,如情绪波动、睡眠欠佳或是不遵医嘱控制饮食和服药,血糖就会出现高低波动。血糖不能得到良好控制,长此以往,就会导致各种急慢性并发症的发生。因此,患者一定要认真执行医生的医嘱,有疑问及时和医生沟通,长期坚持控制好饮食,有规律的运动和定时定量服用降糖药或注射胰岛素,才能取得良好的疗效,减少并发症发生,提高生命质量,达到健康长寿的目的。

糖尿病患者为什么容易出现抑郁反应

患者罹患糖尿病以后,由于缺乏糖尿病的知识或初发时由于医生的解释不充分,再加上断断续续地道听途说"糖尿病吃药要吃一辈子,治也治不好,只能服药控制血糖",还有要"吃苦头,像被判了无期徒刑,一辈子不能多吃饭,不能吃水果","糖尿病

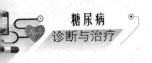
可怕得很,会导致眼睛失明、腰子坏掉、老烂脚"等,致使不少患者出现恐惧心理和情绪低落,觉得"活着没有多大意思","吃也不敢吃,治也治不好",这种念头一旦在心中生根,就容易产生抑郁表现。抑郁发作时症状不一而足,但都是以心境低落为主要特征,且持续时间超过 2 周。抑郁反应产生后,可使患者不愿遵从治疗,免疫功能降低,容易患感染等并发症。如果导致社会性退缩,患者就会少语、自闭,严重时有自杀的倾向。

糖尿病患者的抑郁反应有什么表现

糖尿病患者有以下症状时,要警惕自己存在抑郁反应,应及时排解纠正。

(1) 对日常活动丧失兴趣,无愉快感。

(2) 精力明显减退,没理由的持续疲乏感。

(3) 提不起神,运动时动作迟缓或激越。

(4) 自我评价过低,自责或内疚感,可达到妄想程度。

(5) 联想困难,或自觉思考能力显著下降。

(6) 反复出现寻死的念头,或有自杀行为。

(7) 失眠或早醒,或睡眠过多。

(8) 食欲不振,对什么食物都没有胃口,体重明显减轻。

(9) 性欲明显减退。

有以上症状中的 4 项以上,就可判定为存在抑郁反应。

从中可以看出,抑郁反应的主要表现是情绪低落、无愉快感,对饮食、周围事物的兴趣减退或丧失,伴有睡眠障碍(失眠、早醒等),自我评价下降等。

糖尿病患者为什么会出现焦虑反应

糖尿病患者在发病和确诊后,由于对疾病知识的缺乏,不能全面认识疾病,易受外界一些说法、报纸等媒体上一些断章取义文章的影响,对糖尿病的发展感到恐惧,再加上某些患者天生性格中有易焦虑紧张的倾向,就会产生焦虑反应,特别是对糖尿病并发症是否在自己身上发生,更是忧心忡忡。

糖尿病患者焦虑反应有什么表现?怎样识别

糖尿病患者焦虑反应出现时,除了有紧张不安、恐惧易惊、心神不宁感觉外,常伴有交感神经功能亢进症状,如胸闷、窒息感、心慌、颤抖、出汗、头晕。部分患者有胃部不适、尿频、大便次数增多,还可有头痛、身痛、入睡困难等。且处于焦虑中的患者常回避引起焦虑的情境,或反复寻求保证,或要人陪伴,不断求助。

焦虑反应有不同程度的表现,轻者别人不能察觉,患者自己感觉内心不安或担心;重者可有"惊恐发作"表现,如感觉剧烈胸闷、心跳、恐惧,还可有过度换气引起的头晕、目眩、面手发麻,似

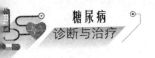

乎"将要倒地死去"或有"将要情绪失控或发疯"感觉。评估焦虑程度可用焦虑自评量表(表9)。

表9　焦虑评估项目及引出症状

序号	量表中症状项目	原文引出症状
1	我觉得比平常容易紧张和着急	焦虑
2	我无缘无故感到害怕	害怕
3	我容易心里烦乱或觉得惊恐	惊恐
4	我觉得我可能要发疯	怕发疯症
5	我觉得一切都很好,也不会发生什么不幸	不幸预感
6	我手脚发抖、打颤	手足颤抖
7	我因头痛、头颈痛和背痛而苦恼	头痛
8	我感到容易衰弱和疲乏	乏力
9	我觉得心平气和,并且容易安静坐着	静坐不能
10	我觉得心跳很快	心悸
11	我因为一阵头昏而苦恼	头昏
12	我有晕倒发作或觉得要晕倒	晕厥感
13	我呼气吸气都感到容易	呼吸困难
14	我手脚麻木和刺痛	手足刺痛
15	我因为胃痛和消化不良而苦恼	胃痛或消化不良
16	我常常要小便	尿意频数
17	我的手常常是干燥温暖的	多汗
18	我脸红发热	面部潮红
19	我容易入睡且一夜睡得很好	睡眠障碍
20	我做噩梦	噩梦

该量表中20个项目采用1,2,3,4等级评分,将20项得分相加得总分粗分,再乘以1.25后取整数,即为总分的标准分。若总标准分>46分,即评定为焦虑反应。

★ 症状等级评定方法:没有或很少时间有　　1分

相当多的时间有　　3分

小部分时间有　　2分

绝大部分或全部时间都有 4分

如何区别患者的焦虑症与低血糖反应

由于焦虑症的一些症状如心慌、乏力、多汗等与低血糖时的症状很相似,故需加以鉴别。鉴别方法很简单,若患者不存在下列两条:①近期有诱发低血糖反应的诱因;②有上述症状时即刻测血糖>4.0 mmol/L。那么就是焦虑反应。

怎样治疗糖尿病患者的心理问题

对糖尿病患者实行心理学引导和治疗,不但有助于患者心理问题的解决,而且可使血糖控制更加满意,对患者的不同心理问题,可针对以下目标进行处理。

(1) 提高患者对各项治疗措施的依从性:主要通过组织患者听课及讨论,或分发科普材料,向患者讲解糖尿病的治疗知识,说明饮食控制、适度运动的方法和意义,消除对治疗的顾虑,学习自我监测血糖的方法,学习预防低血糖发作,帮助患者制定康复计划和协议。

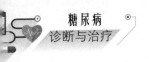
(2) 改善患者的抑郁情绪,防范患者自杀:可建议和介绍患者到心理学医生处,进行认识行为治疗以改变患者的负性自动想法或不合理信念,自杀危险更要有专业医生细致的评估,及时采取危机干预。抑郁反应严重者可采用药物治疗,如氟西汀(商品名百忧解)20 mg,每日 1 次,口服。这类药物安全有效,不良反应少。

(3) 缓解患者焦虑反应:主要在心理门诊专业医生指导下,进行放松训练、生物反馈和焦虑管理训练。

(4) 改善患者的孤独感:呼吁社会重视糖尿病,加强宣传,并争取社会力量和资金支持糖尿病的诊治,关心糖尿病患者的身体和心理健康,促进社会支持系统的形成和扩大。可集中多数糖尿病患者,进行集体心理治疗。指导患者学习精神放松,鼓励患者进行文体活动,鼓励患者向医生或病友倾诉不良情绪,通过家庭作业的方式寻找积极的认知概念,帮助患者正确解决人际关系问题。

糖尿病患者怎样进行心理调节

一个人的心理状态与其性格有关,糖尿病患者也不例外。

性格外向的患者比较乐观,容易接受罹患糖尿病的现实,并能将心中的烦恼向别人倾诉,排解心理压力和郁闷情绪。而生性敏感、多虑或内向的患者就需要注意进行心理调节,不要让焦虑、抑郁或悲伤愤怒的情绪影响了血糖水平和生活质量。调节的方法不一而足,如聆听明快的轻音乐,看幽默漫画书、看喜剧、听相声和滑稽戏等,也可听京剧、唱歌、散步、旅游、留意生活中美好幸福的一面,随个人喜好进行选择。总之,多想自己高兴的事情,把小事看淡一些,并学会倾诉或发泄心中的不快情绪。必要时可向心理门诊的医生请教。

糖尿病的预防

什么是糖尿病的一级预防

　　糖尿病的一级预防也称为初级预防,目标对象是尚未患糖尿病的高危人群,目的是预防糖尿病的发生和发展,帮助高危人群树立正确的饮食观并采取合理的生活方式,最大程度地减低糖尿病的发生率。糖尿病的发病具有一定的遗传因素,并且与后天的生活和环境因素息息相关。糖尿病的好发人群包括具有糖尿病家族史者,营养过剩者、肥胖者、习惯久坐或缺少体力活动者,老年人,妊娠期妇女。糖尿病的高危人群应注意合理饮食,低糖、低盐、低脂、高纤维素、高维生素饮食是预防糖尿病的最佳饮食配伍。对体重应进行定期监测,超重者应通过饮食调整及适量运动将体重长期维持在正常范围内。运动是糖尿病高危人群进行一级预防的重要环节,应将运动作为生命中一个重要的组成部分,养成终生运动的习惯。运动应采用科学的方法,循序渐进、量力而为、兼顾兴趣。

健康人如何避免 1 型糖尿病的发生

　　1 型糖尿病的危险人群包括:1 型糖尿病患者的一级亲属

（子女或兄弟姐妹）；胰岛细胞自身抗体（GAD-Ab、ICA、IAA等）阳性者；胰岛素测定显示释放胰岛素的水平减低者；以及基因检查提示存在 HLA-DQA52Arg＋纯合子等易感基因者。对这些易患人群，可采取下列预防措施。

（1）新生儿及婴儿不喝牛奶：因为牛奶中所含的白蛋白片段可在婴儿体内引起强烈免疫反应，导致胰岛 B 细胞破坏。但这种反应仅仅出现在 5～6 月前的小婴儿，故鼓励哺乳期的婴儿尽量母乳喂养。

（2）服用自由基清除剂烟酰胺：该药有利于细胞修复，减轻自由基对细胞的损伤，对胰岛 B 细胞有保护作用。

（3）早期预防性注射胰岛素：可使胰岛 B 细胞休息、增加对抗原的耐受力，减少自身免疫反应。

（4）早期预防性注射自身抗原：如谷氨酸脱羧酶、C 肽、酪氨酸磷酸酶等。

（5）应用免疫抑制剂：如环孢霉素、巯嘌呤、环磷酰胺等。或免疫调节剂如胰岛素样生长因子（IGF-1）、胸腺生成素等。

（6）结合应用抗炎剂：如酮替芬等。

当然，这些措施是否采用及如何采用，要遵循患糖尿病的风险、自身的条件及其自身的意愿而定。

哪些人容易发生 2 型糖尿病

要回答这个问题首先要从糖尿病是怎样发生的讲起。前面讲

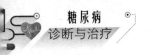

过,糖尿病的发生主要包括遗传因素和生活方式两大因素。俗话
说:人生在世,父母不能选择,换句话讲,就是作为个体无法选择遗
传基因,只能接受它。所能做到的就是控制影响生活方式的因素。
什么样的生活方式会导致糖尿病发生呢? 国外有个叫瑞文的学者
于 20 世纪 80 年代末提出一个"代谢综合征"的概念。他发现,随
着经济水平提高和人们体力活动的减少,肥胖即高体重、高血压、
冠心病、血脂异常、高血黏度、高尿酸血症、肝脏脂肪增高的发生率
也提高了,这些疾病常常结伴而行同时存在,有着一个共同的致病
基础——胰岛素抵抗所致的高胰岛素血症。这"八个高"都会给人
带来痛苦,前七个高仅仅是露在水面上的冰山一角,而冰山的大部
分是最后一个高。以下人群容易患 2 型糖尿病,又称高危人群:
年龄≥40 岁、有糖调节受损史、超重(BMI≥24 kg/m^2)或肥胖
(BMI≥28 kg/m^2)和(或)中心型肥胖(男性腰围≥90 cm,女性
腰围≥85 cm)、静坐生活方式、一级亲属中有 2 型糖尿病家族
史、有巨大儿(出生体重≥4 kg)生产史或妊娠糖尿病(GDM)史的
妇女、血脂异常(HDL-C≤0.91 mmol/L、TG≥2.22 mmol/L),或正
在接受调脂治疗、动脉粥样硬化性心脑血管疾病患者、有一过性
类固醇糖尿病病史者、多囊卵巢综合征(PCOS)患者、长期接受
抗精神病药物和(或)抗抑郁药物治疗的患者。

怎样预防 2 型糖尿病的发生

　　2 型糖尿病既然与胰岛素抵抗关系很密切,那么如何消融胰

岛素抵抗综合征这座"冰山"呢？换言之,如何防止这个"冰山"的形成呢?

(1) 避免高脂肪饮食:以减轻肥胖或超重,达到标准体重。

(2) 增加体力活动:保持良好的体育锻炼习惯。

(3) 控制饮食总热量:饮食总热量维持生理需要,又有合理的营养物质比例。主食以非精制面粉和含麸皮等可溶性纤维素的谷类为主,脂肪以植物油为宜,少吃动物脂肪,多吃蔬菜。

(4) 避免或减少使用对糖代谢不利的药物:如糖皮质激素(泼尼松、可的松、地塞米松等),噻嗪类利尿剂,普萘洛尔、美托洛尔等 β 受体阻滞剂,苯妥英钠,某些避孕药等。

(5) 患妊娠期糖尿病或糖耐量异常的妇女,分娩的孩子以后容易患肥胖或糖尿病,因此需要控制孕妇饮食,必要时应用胰岛素治疗。孩子也要注意饮食有节,控制体重,避免肥胖。

(6) 不吸烟,少吃盐:提倡 FUN 生活方式,即健身、和谐、营养。我国的营养学家根据国情制定了一个小康生活水平的膳食标准——每日 1 个水果;2 匙食用油;3 碟蔬菜;4 碗饭或 4 个馒头;5 份蛋白质(包括 1 个鸡蛋、1 碟鱼虾贝类、1 碟肉、1 碟豆腐或其他豆制品);6 杯水(包括饮料)。简单地说,就是膳食标准一二三四五六,做到了健身、和谐和平衡营养,才能保持快乐的生活,大大减少患糖尿病的机会。

什么是糖尿病的二级预防

如果已经患了糖尿病,既不必紧张,也不必悲观。因为糖尿

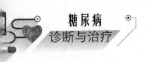

病是一种可控制、可治疗的疾病,只要防治得当,与健康人并无两样。二级预防是指早期诊断出无症状的糖尿病及糖耐量减低者,并进行早期干预、早期治疗,以严格控制血糖,防止并发症的发生,且使糖耐量减低者转为正常,不发展为糖尿病。从理论上讲,一级预防所采取的任何措施都比二级预防更有效,但一级预防要实行相当长的时间才能见效,不是一蹴而就的。国内外一些最具科学性和权威性的临床试验,如 DCCT、UKPDS 和大庆试验均强烈指示:将血压、血脂和血糖控制在优良水平,体重维持在正常范围并且努力避免诱发因素,如过分劳累、激动、各种感染等有十分重要的价值。甚至有人提出在糖耐量减退时就应该采取干预措施,这一思想的提出是糖尿病与合并疾病防治方面一个很大的进步。

二级预防的方法如下。

(1) 建立糖尿病流行调查防治网络,筛查 25 岁以上人群,早期发现糖尿病及糖耐量异常者。

(2) 对确诊糖尿病者进行个体化综合治疗。

(3) 对糖耐量异常者进行干预治疗,使用目前已证实有效的饮食控制、运动疗法、口服二甲双胍或阿卡波糖,努力使其糖耐量回归正常。

什么是糖尿病的三级预防

糖尿病的三级预防是指延缓糖尿病慢性并发症的发生和发

展,减少其伤残和死亡率。要对糖尿病慢性并发症加强监测,做到早期发现。早期预防和治疗是其要点,早期并发症在一定程度上是可以治疗的,甚至可被消除,功能恢复正常,中、晚期则疗效不佳,不可逆转。有效的防治能使患者长期过接近正常人的生活。

(1) 预防急性并发症:如糖尿病酮症酸中毒、非酮症性高渗性糖尿病昏迷、低血糖等。急性加重常见诱因有①各种感染,如呼吸道、消化道、尿道和皮肤感染;②胰岛素用量不当,如用量不足或过量或突然中断等;③饮食失调;④精神刺激或其他应激因素。应尽量避免和尽快纠正这些诱因。

(2) 延缓和预防慢性并发症:大血管病变、微血管病变、神经病变及伴发病等。在糖尿病患者已经出现并发症但不可逆转时,医患双方密切合作,积极去除加重糖尿病发展的因素,延缓并发症的进展和恶化,争取长期维持器官残存功能,换句话说,"亡羊补牢,犹未晚也"。慢性加重因素常见于血压增高、血脂异常、肥胖、吸烟、饮食控制不当和缺乏体育锻炼等情况,这些都是预防工作要注意的方面。

怎样早期预防糖尿病并发症

通过 DCCT、UKPDS 和大庆研究及其后续随访报道,人们知道糖尿病患者在 5~10 年后由于长期代谢控制不良的结果而出现慢性并发症。这些代谢因素不仅仅是血糖,还包括血脂、血

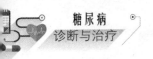

压和吸烟等不良的生活方式。

并发症发生与生活方式和遗传因素有关,但目前尚不清楚其确切的机制。慢性并发症被分为微血管并发症和大血管并发症。微血管并发症包括视网膜病变、糖尿病肾病、神经病变。大血管并发症包括冠心病、周围血管病变、脑血管疾病和糖尿病等。

因为糖化血红蛋白(HbA1c)是糖尿病控制好坏的一个重要指标,所以通过糖尿病患者糖化血红蛋白的控制程度与并发症关系的数据(表10),可看到长期控制血糖的重要性。

表 10　糖化血红蛋白水平与糖尿病慢性并发症发病率的关系

HbA1c 水平(%)	6%	8%	10%	12%
视网膜病变	22.3	49.8	95.9	99.6
失明	9.8	18.2	52.3	59.4
肾功能衰竭	1.4	8.7	29	40.2
神经病变	9.1	9.1	47.2	74.4

国内外均有大量的临床观察和基础研究表明,以下方法是预防糖尿病并发症的重要措施。

(1) 控制好血糖,强调胰岛素强化治疗,以消除高血糖的毒性作用。

(2) 控制血压,合理使用降压药物,使血压控制在 140/90 mmHg 以下。

(3) 降血脂,纠正脂代谢紊乱。

(4) 改善胰岛素抵抗,应用二甲双胍等胰岛素增敏剂。

(5) 补充抗氧化剂,如α-硫辛酸。

（6）使用醛糖还原酶抑制剂等,抑制代谢毒物形成。

（7）戒烟戒酒。

（8）良好的生活方式,合理的饮食,持之以恒的体育锻炼,保持良好的心态。

糖尿病患者平时如何进行自我保健

糖尿病是一种终身性代谢疾病,目前尚不能根治,主要对策是改善以高血糖为中心的代谢异常及对并发症的防治。特别是后者,不仅关系到患者的生命,而且还影响患者的日常生活质量。因此,糖尿病患者若想得到理想的病情控制,提高生活质量,就得进行良好的自我管理。须知生命只有一次,并且只属于自己!

自我管理措施包括糖尿病自我监测和自我保健。自我监测包括日常的血糖监测、尿糖尿酮监测和定期的血压、尿白蛋白、血脂和糖化血红蛋白监测等。以上这些,患者可通过简易方便的血糖仪、血压计和相应的试纸条在家中进行,结合定期到医院化验检查,然后根据检查结果所取医生的建议。自我保健在疾病的不同阶段有不同的内容,总的来说,第一,了解糖尿病有关的知识;第二,做好糖尿病的三级预防,与医生共同制定一个防治计划;第三,提倡健康的生活方式,如前面所谈到的 FUN 式生活。